海上医事
——近代上海中医文化

总顾问　严世芸　段逸山
总编审　王键
总主编　黄瑛　梁尚华

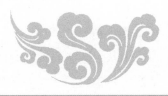

医学交流

编撰　章原　康欣欣　宋欣阳

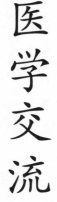

上海科学技术出版社

U0188309

图书在版编目（CIP）数据

医学交流／章原，康欣欣，宋欣阳编撰.—上海：
上海科学技术出版社，2020.1
（海上医事：近代上海中医文化／黄瑛，梁尚华总
主编）
ISBN 978-7-5478-2624-9

Ⅰ.①医…　Ⅱ.①章…　②康…　③宋…　Ⅲ.①中国医
药学－文化交流－史料－上海－近代　Ⅳ.①R2－05

中国版本图书馆CIP数据核字（2019）第289425号

项目资助

1. 本丛书由上海文化发展基金会图书出版专项基金资助出版

2. 上海高校一流学科建设项目（科学技术史）资助

3. 上海自然而然中医药发展基金会资助项目

海上医事——近代上海中医文化·医学交流

章　原　康欣欣　宋欣阳　编撰

上海世纪出版（集团）有限公司
上海科学技术出版社　出版、发行
（上海钦州南路71号　邮政编码200235　www.sstp.cn）

苏州望电印刷有限公司印刷
开本 700×1000　1/16　印张 13
字数 150千字
2020年1月第1版　2020年1月第1次印刷
ISBN 978-7-5478-2624-9/R·1983
定价：48.00元

内容提要

　　《医学交流》辑录了 1840～1949 年间中医学的对外交流情况，包括中医药在海外的传播与发展的概况，在国内尤其是与上海发生的与医学交流有关的医技传播、医界医事及重要的机构和人物，同时涵盖了医学书籍及上海的对外药物贸易等诸多方面的基本情况，并对其做了简单评述。本书可作为医学史和文化交流学者研究这一主题的参考，也可以作为普通爱好者了解这一阶段历史的门径。

对历史之温情与敬意

　　秋天的景意并未完全消尽，立冬踩着厚厚的落叶，披着清澈高远的蓝天，伴着纷乱的微寒粉墨登场，进入了一个万物收藏、育阴涵阳、为春季的勃发做储备的阶段。这几天，我或在灯光下，或在高铁行程中，用心地阅读着"海上医事——近代上海中医文化"的书稿，回顾历史，联系当下，放眼未来，不由地引发了许多文化方面的思考。

　　中医文化，源远流长。究其滥觞，可追溯至上古三皇时代。《尚书》曰："伏羲、神农、黄帝之书，谓之《三坟》，言大道也。"伏羲制九针、神农尝百草、黄帝传医道，不仅是中医文化之源，也是中华文明之源。

　　《唐律名例疏议释义》曰："中华者，中国也。亲被王教，自属中国，衣冠威仪，习俗孝悌，居身礼义，故谓之中国。"言中华文明者，必言中华文化也。自中华大地诞生第一件陶器伊始，中华文化便与中华文明一起孕育、成熟、演绎、绵延。古代人民创造了光辉灿烂的文化，文化哺育滋养了博大精深的中医药学，中医药学又以其独特的文化，熏陶和涵育着一代又一代的华夏人民。

　　大约 6 000 年前，古代先民便已在上海西部腹地崧泽一带耕种生息，发崧泽文化之端绪，启海上文明之曙光。战国时期，领土不断兼并，人口频繁迁徙，吴越文化与楚文化、中原文化相继融合，奠定海派文化之根基。深受崧泽、吴越文化之浸润的海派中医，肇始于唐代，兴起于宋元，鼎盛于明清。晚清开埠，百川汇流，一时群星璀璨、欣欣向荣。民国期间，欧风东渐，大医先贤们，一方面弘扬国粹，容纳新知，积极探索中医发展之路；另一方面，在传统医学危机存亡之际，勇于挺身而出，坚决捍卫中医地位与尊严。中华人民共和国成立后，党和国家对中医药事业极为重视，海派中医迎来了久违的春天，重新焕发出勃勃生机。在社会主义新时代，中医药学作为中国传统文化的精髓，又承载着复兴中国传统文化的历史使命。习近平总书记提出："中医药学凝聚着深邃的哲学智慧和中华民族几千年的健康养生理念及其实践经验，是中国古代科学的瑰宝，也是打开中华文明宝库的钥匙。"在这种背景下，"海上医事——近代上海中医文化"系列丛书的出版，极具现实意义，可谓适逢其时。

"海上医事——近代上海中医文化"丛书由梁尚华和黄瑛领衔编写，上海中医药大学科技人文研究院多位专家参与，是集体研究成果的结晶。该丛书内涵丰富，从不同角度考察了近代上海中医药文化的表现形式，极具文化、学术和史学价值。约略言之，其主要内容如下。

一、《医政医事》——斟民国之医政，酌当今之得失

《医政医事》辑录了民国时期上海实施或颁布的与中医相关的法律、法规，以及公布后所产生的社会反响和相关重大事件。

《旧唐书·魏徵传》说："夫以铜为镜，可以正衣冠；以史为镜，可以知兴替；以人为镜，可以明得失。"以民国之医政为镜，可知兴替而明得失。现代医政制度肇始于民国时期，然而当时社会动荡、战乱频仍，医之政令频繁变动、朝令夕改，从最初之"漏列否定"，到后期之"自治管理"，均未能给中医教育一个合理地位，导致在上海创办的多所中医学校在纷乱的政令中风雨飘摇、举步维艰。此外，当时的医政制度基本仿照西方，罔顾中国实际，导致水土不服、文化冲突。从这些特色政令与事件中，既可看出当时国民政府对传统医学的冷漠与摧残，亦可看到中医前辈为维护中医地位与尊严而做出的不懈努力与不屈抗争。

二、《讲稿选萃》——研名师之讲义，究岐轩之奥赜

《讲稿选萃》辑录了民国时期上海中医教育名家丁甘仁、包识生、恽铁樵、程门雪、章巨膺、秦伯未、承澹盦、钱今阳、许半龙的各科讲义，按医经、诊断、临床各科排序，还节录其中能反映名家教育思想和临床特色的内容，并配以教材图片。

"讲义"一词，原指讲经说义，后亦指讲经说义之稿。唐代羊士谔在《郡斋读经》一诗中谈其读经心得，道："息阴惭蔽芾，讲义得醍醐。"先贤论道，知无不言、言无不尽。丁甘仁等前辈之讲义，乃其毕生心血所凝聚，岐轩之奥赜、仲景之义理，无不蕴涵其中。如能细心研读、悉心揣摩，必能登堂窥奥，如醍醐灌顶、豁然开朗，如春雨润物、沁人心扉。

三、《名医传芳》——述名医之生平，传杏林之芳馨

近代上海，名医荟萃、学术交融。他们创社团、建医院、办学校、印报刊、编书籍，留下许多佳话，在近代中医史上描绘出浓墨重彩的华章。

《尚书·君陈》曰："至治馨香，感于神明。黍稷非馨，明德惟馨。"近代中医先贤们不仅医术精湛，而且品德高尚。追忆先贤往事，缅怀其鸿轩凤翥之风，可以更加全面、深入地感悟为医之道。本书收集、整理了丁甘仁、王仲奇、张骧云、朱南山、蔡小香、恽铁樵、严苍山、章次公、顾筱岩、程门雪、秦伯未、陆瘦燕等五十余位近代上海中医名家的生平事迹、医事活动、医学成就，并简要介绍其学术特色，使读者既可了解医家其人其事，亦可略晓近代上海中医的发展历程。

四、《名家方案》——读名家之医案，钩治病之良方

近代著名思想家章太炎先生曾说："中医之成绩，医案最著。欲求前人之经验心得，医案最有线索可寻，循此钻研，事半功倍。"清代医家周学海亦云："宋以后医书，唯医案最好看，不似注释古书之多穿凿也。每部医案中，必有一生最得力处，潜心研究，最能汲取众家之所长。"医案是前辈医家治疗经验的如实记录，亦是其一生行医最得力之处，用药之道，治病良方，靡不具备。如能悉心挖掘，钩沉索隐，必然大有裨益。

《名家方案》辑录了晚清至民国期间上海中医名家的医案著作，选录何鸿舫、陈莲舫、汪莲石、丁甘仁、曹颖甫、朱南山、陈筱宝、张山雷、恽铁樵、曹惕寅、王仲奇、陈无咎、祝味菊等名家医案，并从医者、疾病、患者等角度进行简单评述，使读者从这些医案著作具体鲜活的临床诊治个案中，了解近代中医医家的医学观点、医疗方法，近代的常见病、多发病，以及医学实践中的人文情怀。

五、《医事广告》——搜医事之广告，揽医林之胜景

"广告"一词，顾名思义，广而告之也。中国的广告文化，渊源流长。灯笼、酒旗、对联、匾额，皆为广告的雏形。唐代杜牧有诗云，"千里莺啼绿映红，水村山郭酒旗风"，即是对酒肆广告的一种描述。

医事广告，古已有之，而且数量颇为可观。时至近代，伴随着报刊等新型广告载体的涌现，现代意义上的广告才真正出现。近代上海医药广告，林林种种，蔚为可观，无疑是一道亮丽的文化风景线。

本书对晚清开埠至中华人民共和国成立近百年间的医药广告，进行纵向梳理、分类编撰。其中既有五花八门的各种医药广告载体，也有形形色色的医药广告内容；既有海上名医的广告趣闻，

也有中药老字号的广告生意经；既有国货运动中的医药广告，也有医药广告领域的传奇事迹。阅览此书，可以从一个新的视角去认识和了解上海近代医疗文化的丰富和多姿。

六、《医学交流》——记医学之交流，录海上之风云

晚清以降，世事变幻，风云激荡，西学东渐的思潮席卷中华大地，传统医学首当其冲。在异域文化的强势攻击面前，国人茫然无助者有之，颓丧失意者有之，屈膝投降者有之，然而更有高瞻远瞩之士，积极交流、多方沟通，探索中医发展之路。无论是西医的"强势闯入"，还是中医的"自信走出"，都离不开上海这一政治、文化、经济、医学等诸多方面的荟萃之地。

《医学交流》辑录了1840～1949年间上海医学的对外交流情况，由展会、书籍、技术、药物、疾病、教育、人物、机构等内容组成，涵盖了沪上药物贸易、医药交流展览、医技传播、医界医事、医校医院、各类译本等诸多方面的基本情况，使读者可以领略近代上海医学交流的风云画卷。

七、《医林闻趣》——载医林之轶事，瞻先贤之雅趣

《医林闻趣》将近代上海中医药领域的一些著名医家的临诊特色、日常生活、社会活动、人际交往、雅趣嗜好等方面的趣闻轶事，编撰成可读性较强的叙事性故事，以重现当时海派中医鲜活的医人事迹。全书分为"医人趣闻""医事闻趣""药事闻趣""名人与中医轶事"四部分，就像多棱镜一样折射出这一时期上海滩各路医家多姿多彩的临床特色和包容扬弃的医学文化氛围。

八、《药肆文化》——鉴药肆之文化，观国药之浮沉

《药肆文化》主要介绍了近代上海国药业的情况。上海自开埠以后，国药业进入了繁荣时期，著名的"四大户""八大家""四大参号"及粹华、佛慈等药厂纷纷建立，上海国药业亦组成了国药业同业公会及国药业职工会等组织，参与了近代上海的救国运

动。本书通过对药肆文化的记述，向读者介绍了近代上海国药业许多不为人知的一面，以此纪念那个风云动荡的年代，国药业与之沉浮的动人故事。

九、《医刊辑录》——溯期刊之往昔，忆国医之峥嵘

寻访老期刊，是一次别开生面的揽胜之旅。然而，回顾中医药的老期刊，更多的是一趟文化苦旅。翻开这些泛黄的册页，满目触及的是战斗的檄文、激烈的辩述，还有深刻的反省。历史上的中医药从未如此窘困，也从未如此澎湃。

本书收集 1840～1949 年上海行政区划内出版和发行的中医药期刊 30 余种，从中发掘有意义的文章、期刊背后的故事、创办的前因后果等，并简单介绍期刊的开办时间、发行周期、板块设置、创办者和出版者、期刊特点、重要文章等。内容取材广泛，围绕期刊讲故事，以求展现近代中医药老期刊的精神风貌。

十、《医家遗墨》——品大师之遗墨，赏儒医之风骨

古人云，闻弦歌而知雅意，而赏医家之翰墨，更能领略其儒者之风范，高雅之情操，恬澹之心境。

海上中医大师们不仅医术精湛，而且多擅长笔墨丹青。例如，寓居上海的一代名医王仲奇先生，不仅以新安王氏内科的高明医术饮誉海内外，而且学问造诣深厚，医案文采飞扬，常引经据典，且工于书法，故深得著名画家黄宾虹赏识，黄氏曾称赞其处方："笔墨精良，本身就是书法艺术品。"又如，海派名医程门雪多才多艺，有诗、书、画"三绝"之誉。国画大师王个簃称其"不以诗名，而境界高雅，时手鲜有其匹"。

《医家遗墨》介绍近现代上海中医名家的著书手稿、处方药笺、题署序跋、诗画文墨等，图文并茂，并联系社会文化背景，稍加释读，使读者感受当时医家的笔墨文化。

结语

传统是从过去传延到今天的事物。凡是被人类赋予价值和意义的事物，传延三代以上的都是传统。传统的功能是保持文化的连续性，为社会带来秩序与意义。传统是人类智慧在历史长河中的积淀，是世代相传的行为方式，是规范社会行为、具有道德感召力的文化力量。而传统的特色又往往是其生命力之所在。纵览全书，"海上医事——近代上海中医文化"有以下特色。

文化立意，钩深致远。一个民族的复兴或崛起，常常以民族文化的复兴和民族精神的崛起为先导。中医药学作为中国传统文化的精髓，同时承载着复兴中国传统文化的历史使命。"国医大师"裘沛然曾说："医学是小道，文化是大道，大道通，小道亦通。"故本系列丛书以文化立意，从文化角度来探讨海派中医，可谓探赜索隐，钩深致远。

包罗万象，无所不涵。本系列丛书涵盖了海派中医文化的方方面面，如医政、讲稿、医案、广告、期刊、书画等，林林总总，不一而足，似万花筒般包罗万象、无所不涵，又如多棱镜般折射出五彩缤纷、绚烂夺目的文化百态。书中既有钩深极奥、严谨务实的讲义、医案等，又有通俗易懂、生动活泼的趣闻、轶事，故适合各类人群阅读。

以史为镜，酌古斟今。本系列丛书不仅从文化角度横向探讨海派中医的各个方面，而且从史学角度纵向梳理海派中医的发展脉络，使医学研究更加全面严谨，愈发血肉丰满。《战国策》说："前事之不忘，后事之师。"传统医学的发展，如同"泛泛杨舟，载浮载沉"，并非一帆风顺。民国时期，"瑰宝蒙尘"，海派先贤们一方面竞尚新学，冀图振兴，一方面涵泳古今，铁肩卫道；而"浮薄幸进之流，则视吾国固有文化如敝屣，毋问精粗，罔辨真伪，唯恐扫除之不力，甚至有倡言废除汉文者，直欲从根本上消灭中华文化，更何惜于民族医学。"（裘沛然语）反观今日，仍有浅鄙之流诋毁中医，抛出"废医验药"之谬论。故以史为镜，酌古斟今，重温那段历史，对我们当今如何发展中医，仍具现实意义。

陈寅恪先生曾说："华夏民族之文化，历数千载之演进，造极于赵宋之世。后渐衰微，终必复振。譬诸冬季之树木，虽已凋落，而本根未死，阳春气暖，萌芽日长，及至盛夏，枝叶扶疏，亭亭如车盖，又可庇荫百十人矣。"北宋王安石有诗云："岁老根弥壮，阳骄叶更阴。"历经五千年风雨沧桑的中医必将伴随着中华民族和中华传统文化的全面复兴而重新焕发绚丽光彩。大风泱泱，大潮滂滂，海派中医，以其"海纳百川、有容乃大"的气魄，亦必将站在时代潮流的浪尖尽展英姿，再领风骚。钱穆先生曾说："任何一国之国民，尤其是自称知识在水平线以上之国民，对其本国已往历史应该略有所知。所谓对其本国已往历史略有所知者，尤必附随一种对其本国已往历史之温情与敬意。"值兹"海上医事——近代上海中医文化"即将付梓之际，乃握管濡毫，书是序以弁简端。

王 键

戊戌年立冬时节于少默轩

医疗卫生是与民生息息相关的事业，其发展不仅有赖于社会经济、文化的水平，更可映射出这一时期的社会文明程度，而传统中医更是与中国社会及人文精神密切相关。

　　上海自开埠以来，迅速成为近代中国的商业、工业、金融中心。在经济、文化繁荣兴旺的同时，也带来了医疗卫生事业的昌盛。这一时期的上海，吸引了周边乃至全国各地的中医名家长期驻足，成为中医药文化发展和传播的重要地区。但近代西风东渐的社会环境下，中医始终面临着生存危机，在得不到国家政策、财力等支持的情况下，上海中医界在积极抗争救亡的同时，吸取西方医学的科学思想，通过兴办中医学校、创办中医社团、发行医学报刊、编写学校教材来培养中医人才，并借鉴西方医学先进的科学理念，积极开办医院、建造药厂、创办中医书局来促进当时的中医药事业发展。因此，尽管近代中医药发展在政策上受到了压制，但是在当时的上海地区，中医药事业发展还是呈现出了百家争鸣、百花齐放的繁荣局面，成为近代中医药学术发展的中心。

　　近代的上海，由于地域、经济、人才等方面的优势，始终引领着中医药学术和文化发展方向，而上海中医界善于兼容并蓄，具有勇于扬弃、开拓创新的汇通新思想，逐渐形成了具有多元文化背景、海纳百川的海上中医现象，即后人所称的"海派中医"。

"海上医事——近代上海中医文化"丛书通过对近代，特别是民国时期上海医政医事、医家传略、名家医案、医家传薪讲稿、民国医刊、医家遗墨、医林闻趣、药肆与药厂等方面的重温和描述，试图从多个角度向读者展示近代上海中医药学术和文化特色，使读者在阅读后既能了解近代上海中医药发展的历史，又能领略多姿多彩的海派中医文化现象。

本套丛书分为十册，分别为：《医政医事》《名医传芳》《名家方案》《讲稿选萃》《医刊辑录》《医家遗墨》《医林闻趣》《药肆文化》《医事广告》《医学交流》。每册书中适当配以图像资料，以增加内容阅读的生动性和有趣性，使阅读群体不仅仅局限于中医专业人士，更有广泛的受众。

丛书编撰过程中，在收集具有代表性的近代中医政策、中医事件、中医代表人物生平事迹时，尽量将一些目前正在研究但尚未报道或报道较少、鲜为人知的中医人、中医事及医家遗作遗墨等收录丛书，以充分展示近代上海中医药发展的历史脉络及中医药人文特色。

编　者

2018 年 4 月

编写说明

　　自第二次鸦片战争始，伴随着西学东渐的潮流逐渐席卷社会各个层面，医学首当其冲。一方面是西方医学的进入，中医学在本土受到了强烈的冲击。另一方面，中医在世界各地生根发芽，成为当地医学的有益补充。当我们把中外医学交流作为一个话题来讨论的时候，这两方面都不应该被忽略。然纵观整个近代世界医学史，无论是西医学的"闯入"，还是中医学的"走出"，都是中医与西医相互融合的向好趋势。学术在争鸣中发展，学术在交融中进步。

　　近代上海"海纳百川"的社会文化特质，使得她成为中外医学交流的重要舞台。中外医学的争鸣发生于此，现代医学的最新成果首先传播于此，中外医学交流的大家云集于此，南来北往的药材贸易汇聚于此。

　　本书以近代报纸杂志及地方志中的各类史实为依，以展会、书籍、技术、药物、教育、人物、机构为线索，梳理其中与中外医学交流相关的，特别是在上海发生的医学交流的相关史实，配以图片，并作出简评，使读者在阅读后既可了解中医学在海外的发展概况，亦可领略近代上海医学的风云激荡。

康欣欣

2019 年 12 月

目录

中外医学交流史话

大凡世界范围内有一定影响力的文化，都是在相互的交流与交融中发展起来的，中华文化自然也不例外。中华民族与世界各民族间的友好往来和文化交流可谓源远流长。数千年来，中外文化相互激荡，给中国文化注入了无限的生机与活力。中华文化在学习和吸收外来文化的过程中不断地充实自己，完善自己，同时也在这一过程中为人类文明做出了极为重要的贡献，使得整个世界的文化更加气象万千，多姿多彩。

作为在中华文化中孕育而出的中医学历史悠久，源远流长，在5 000多年的漫长发展历程中兼收并蓄，始终以宽广的胸怀向世界传播自己博大精深的优秀医药文化。在丰富和繁荣中国传统医药文化的同时，也为世界传统医学的发展注入了活力，促进了各种医学的共同发展。

一、汉字文化圈内的医学交流

由于地理距离与交通便利的关系，自古以来，中国与域外国家包括医学在内的文化交流程度很自然地呈现出不均衡的状态，其中与属于汉字文化圈的东亚、东南亚部分国家交往显然更为频繁而密切。所谓汉字文化圈，主要指历史上受到中华文化影响，在过去或现在使用汉字的东亚及东南亚部分地区的文化、地域相近的区域，这些区域的国家历史上大多曾经从中国的历代王朝引进国家制度、政治思想，并逐步发展出相似的文化。

在医学交流领域同样如此，汉字文化圈内的国家在传统医学上与中医学交流密切，有着许多共同点。在这其中，又以朝鲜、日本、越南与中国的医学交流最为密切，其传统医学"东医""汉医""南药"的形成与发展都深受中医学的影响。

1. 中朝的医药交流

中朝山水相连，自古以来文化交流便十分密切，医药交流是其中重要的组成部分。

在西汉时，便已经有中朝之间医药卫生等方面交流的记载。而到了魏晋南北朝时期，医药交流更为频繁。随着佛教的传播，当时前往朝鲜半岛的中国僧侣顺道、阿道、墨胡子等人边传教，边施行治疗，曾一度在朝鲜盛行所谓的僧侣医学。561 年，吴人知聪携内外典《本草经》《明堂图》等 164 卷医药书赴日，途中路经朝鲜半岛，也进一步地促进了医学的交流。此外，中朝间的药品此时期交往亦较密切。陶弘景《本草经集注》里收载了高丽、百济所产的药材，且对药材形状和药性做了详细记述，如对人参的记述："乃重百济者，形细而坚白，气味薄于上党；次用高丽……形大而虚软，不及百济"；再如对款冬花的记述："次出高丽、百济，其花乃似大菊花。"这些都是中朝间药物交流的佐证。

隋唐时期，朝鲜半岛广泛吸收了中国的医事制度。693 年，新罗置医学博士 2 人，以中国医籍《本草经》《甲乙经》《素问》《针经》《脉经》《明堂经》《难经》等教授学生。诸多的中医学典籍如《伤寒论》《诸病源候论》《千金方》和《外台秘要》等陆续传入朝鲜半岛。公元 796 年，唐政府命翰林医官校定《广利方》《广济方》，并颁行天下。新罗特意遣使向唐政府请求获取该书。唐代诗人刘禹锡有《谢赐广利方表》一文正为此事而作，其中明言"中使某至，奉某月日敕书手诏，赐臣《元集要广利方》五卷者"。与此同时，朝鲜医药的踪迹在中国的应用日广，人参、牛黄、昆布、芝草等朝鲜药材在中国的本草著作中时有出现，如《本草拾遗》载有新罗所产药材蓝藤根、大叶藻和昆布等；还有一些与朝鲜相关的医药方剂也被中国方书收录，如《外台秘要》记载了"高丽老师方"；《证类本草·威灵仙》下记录了通医药的"新罗僧"。

宋金元时期，中朝医药交往非常密切。宋真宗曾赠送朝鲜使节《太平圣惠方》1 000 卷；宋徽宗亦赠送过《太平圣惠方》和《神医普救方》。根据史书的记载，双方医官的来往频繁，宋朝曾屡次派遣医官计百余人前往诊疗或任教。如宋神宗熙宁五年（1072），宋遣医官王愉和徐光赴高丽；熙宁七年（1074），宋又遣扬州医助教马世安等 8 人赴高丽。神宗元丰元年（1078），高丽君主因患风痹症向宋神宗请求派医，宋神宗遣翰林医官邢慥、朱道能、沈绅、邵伦及等八十余人，带百种药材前往为文宗治病。1297 年，元遣太医王得中、郭耕去高丽。与此同时，朝鲜也曾派医生来中国进行医疗活动。如 1296 年，元世祖有病请高丽派良医，高丽先后两次派尚药侍医薛景成为元帝治病，元世祖帝"赏赐甚厚"；1267 年，元世祖患脚肿病，曾派 9 名使者前往高丽寻求一种鱼皮做的鞋来治疗脚疾。而在医事制度方面，高丽仿照唐制设置机构，授与职衔，实施医学教育和医业科举制度；置大医监、尚药局等机构和大医监、监、小监、丞、博士、医正、御医、直长等职衔；三京十道设医学博士，教授医学；实施医业科举，考试科目为《素问》《甲乙经》《明堂经》《脉经》《针经》《刘涓子方》《痈疽论》《本草经》等中国医书，后又增加《和剂局方》等。1226 年，朝鲜医家崔宗峻以中国的《本草经》《千金方》《素问》《太平圣惠方》等为基础，撰写了《御医撮要方》。值得一提的是，朝鲜此时期保存和刊行了不少中医典籍。如 1058 年，朝鲜翻刻了《黄帝八十一难经》。朝鲜所收藏的中国医书善本较多，高丽宣宗帝于宋哲宗元祐八年（1093）遣使来呈送《黄帝针经》善本 9 卷，而当时，《针经》在中国已然亡佚，遂以此为底本重新颁行。

明代，朝鲜政府不但聘中国医生前往诊病教授，而且派本国医生到中国学习，收集并列行中国医书，鼓励输入中国药材，推行"乡药化"，编写了《乡药集成方》《医方类聚》《东医宝鉴》和《寿养丛书类聚》等，为中朝医药交流做出了贡献。永乐二十一年（1423）和宣德五年（1430），朝鲜曾两次邀请明太医院周永中和高文中前来鉴定本国药草的真伪。1425 年，明使随员太医张本立和辽东医人何让赴朝为朝鲜世宗王诊病，并传授医方。宣德二年（1427）明使随员医人王贤去朝，参与朝鲜世宗王疾病的诊疗。万历二十六年（1598）四月，明医官潘继等应朝鲜宣祖王邀请赴朝从事诊疗。永乐十九年（1421）十月，朝鲜派黄子厚来中国，广求朝鲜不产的药材。1617 年，朝鲜陪臣随医崔顺立等来中国求教医药问题，问答内容由傅懋先撰成《医学疑问》一书。值得一提的是，朝鲜太医许浚奉命编纂了《东医宝鉴》，全书共 25 卷 25 册，从内景、外形、杂病、汤液、针灸五个方面，对中国和朝鲜医药学的基础理论、病症医方、药物方剂和针灸等进行全面综合，于 1613 年 11 月以朝鲜内医院刊本刊行。

清代前中期，中朝之间的医药交流亦保持密切交往，1722 年，康熙帝亲自派遣多名太医前往朝鲜为景宗王治疗疾病。《万病回春》《医学入门》等中医书籍分别于 1750 年和 1820 年翻刻刊行，对此时期朝鲜医学的发展起了很大作用。李时珍所著的《本草纲目》在刊刻后不久，便于 17 世纪流传到朝鲜。清代著作《医宗金鉴》也于 18 世纪末传去朝鲜。朝鲜法医学家具实奎以中国法医书《无冤录》《洗冤录》和《平冤录》为基础，结合朝鲜的实情作增删，撰写了《增修无冤录》上、下篇，分别于 1792 年和 1797 年两次刊行并颁布全国。与此同时，朝鲜的部分医书也传入到中国，如 1738 年，朝鲜赠送清政府使节《东医宝鉴》，此后，《广济秘笈》《济众新编》《医宗损益》等朝鲜医书也相继传入。

2. 中日之间的医药交流

中日之间一衣带水，自古便来往不断。两国的交往很早便涉及到了医药领域的交流。在日本自古便流传着徐福东渡日本带去医药的传说。徐福相传是秦时方士，公元前 219 年，徐福等上书言海中有三神山，于是秦始皇派遣徐福入海求仙，但徐福入海一去不归。其下落有各种说法，其中盛行的一种便是徐福带着童男童女、技艺百工等到了日本。由于徐福通医术，被日本人尊为"司药神"。至今在日本多地均有与徐福相关的遗迹。如日本佐贺郡有"徐福上陆地"的标柱，波田须等地有"徐福墓"，熊野浦的墓碑上原刻有"秦徐福之墓"五字，日本的阿须贺神社有徐福宫，日本熊野蓬莱山旁有徐福祠等。尽管如此，但关于徐福东渡日本之事仍然存在诸多商议，尚需要更为确凿、直接的证据来加以论证。

562年，吴人知聪携医书《明堂图》共164卷到日本，这堪称中日早期医学交流的一件大事，对该国医学，尤其是针灸医学的发展产生了重要影响。此后，日本的医学迅速发展，出现了《大同类聚方》《掌中要方》《本草和名》等医著以及和气广世、小野根藏等知名的汉方医家。

隋唐时期是古代中日交流的鼎盛阶段，日本多次派遣唐使赴唐学习，其中也包括了医师与药师。如608年，日本政府派小野妹子等赴唐，其中包括了药师难波惠日、倭汉直福音等。惠日等在我国居住有十余年之久，于623年回国并携带了《诸病源候论》等医药书籍。754年，通晓医药的唐代高僧鉴真历经磨难，终于成功东渡日本。他在日本传律讲经同时，还传授医药、鉴别药材的方法等，对于汉方医药的发展有重要影响。此时期，在日本出现了许多以研究中国医学而著称的学者，如808年天皇侍医出云广真等编成《大同类聚方》100卷，就是参考了传入日本的中国医籍《黄帝内经》《针经》《脉经》《甲乙经》《小品方》《新修本草》等书而成。据藤原佐世所编《日本国见在书目录》（891）所载，当时日本官方所存中医药书籍已达163部1 309卷，其中包括不少后来在我国散佚的书，如《新修本草》《小品方》《集验方》等，可见中医当时在日本流传之盛。756年，日本圣武天皇逝世后，光明皇后把宫廷所存药品送到"正仓院"保存，其中有中药约60种，包括麝香、犀角、人参、大黄、龙骨、肉桂、甘草等。701年，日本文武天皇颁布了"大宝令"，其中的医事制度、医学教育、医官等设置，完全采纳唐制。如《疾医令》规定：于中务省设正、佑、令使、侍医、药生等官职，宫内省设医师、医博士、医生、针师、针博士、针生、按摩师、按摩博士、按摩生、咒禁博士、咒禁生、药园士、药园生等职务。规定医生、针生分科习业，医生必修《甲乙经》《脉经》《小品方》《集验方》，针生则必修《素问》《针经》《明堂》《脉诀》《流注经》《偃侧图》《赤乌神针经》等。至于学习年限也均仿唐制，如体疗、产科、针科均为7年，创肿、少小为5年，五官科4年，按摩、咒禁3年等。

与唐代中日交流频繁的状况不同，宋元时期，中日医药的官方层面的交流整体趋于停顿。南宋时期，中日医药时有交流，但多限于两浙等地，亦以药物贸易为主。由于宋代医书刊行较多，传到日本的为数不少。据记载，淳祐元年（1241），日僧圆尔辩圆从宋带回典籍数千卷，其中包括了医学典籍30余部。此时期，日本医学史上重要的著作《医心方》撰成，作者丹波康赖（911—995）据传先祖为汉灵帝五世孙阿留王。《医心方》引用晋唐医书约150种7 000余条，其中所引如《范汪方》《集验方》《经心录》《删繁方》《崔泉饷食经》《产经》《如意方》等保存了很多散佚文献，具有很高的学术价值。

明至清代中叶，中日医学交流又开始趋于频繁，一个重要体现是医人往来不断。如1370年，有竹田昌庆（1340—1420）来华向道士金翁学医，在华期间，竹田曾医治太祖皇后难产，使母子平安，赐封"安国公"。竹田回日本时，携带了大批中医书籍及铜人形图，对日本针灸学发展起到了推动作用。又如田代三喜（1465—1537）23岁入明，钻研李杲、朱丹溪学说，1498年携《金九集》等方书归国，著有《捷术大成印可集》《医案口诀》等多种医书。再如古林见宜，其祖佑村好医，游学于明，从曲直濑正纯学丹溪之术于京师，兼攻仲景、河间、东垣三家说。与同学崛正意（号杏庵，1585—1642）立磋峨精舍，门下三千人从学。古林教学重《医学入门》，使此书盛行于日本。其门人古林见桃、松下见林等皆有医名。被称为"日华子"的吉田宗桂（1500—1570），1539年、1547年两次来华，曾治愈明世宗之病，世宗赐以《颜辉扁鹊图》《圣济总录》及药筒等。1606年，学者林道春从长崎得到《本草纲目》，遂献给幕府，是为《本草纲目》传日之发轫。17世纪，朱橚《救荒本草》传入日本。在这一阶段，日本汉方医学内部学派兴起，明代中晚期曾盛行"道三流"后世派医学，后有飨庭庵、林市之进等以宗刘完素、张子和之说为主，形成了"后世别派"。又有香月半山（1656—1740）本宋儒性理及金元诸家，倡"一气流行说"。更有名古屋玄医（1627—1733）崛起，与后世派相撷抗，为"古方派"先驱等。此时期中国医生前往日本行医教学者为数不少，如1627年后任唐通事的马荣宇入日籍，其子寿安（号有松）在大阪开业行医，遗有《北山医案》《北山医话》等著作十余种。又如龚廷贤弟子戴笠，精于痘科，1653 年因战乱避难到日，传给池田正直《痘疹治术传》《妇人治痘传》《痘疹百死传》等医书 12 种以及生理、病理图等。日本翻刻中国医书亦甚多，如《本草纲目》《诸病源候论》《外科正宗》等，对于医学广泛交流发挥了一定的作用。

3. 中越之间的医药交流

越南的传统医学被称为"东医""南药"，是中国传统医学和越南当地传统医学长期融合的结果。

据越南史书所传，早在公元前 257 年，一名来自中国的医生崔伟曾在越南进行诊疗，并著有《公余集记》，这也被视为越南最早的医书。中国史书中明确记载东汉时伏波将军马援在交趾时，因当地有山岚瘴气，士卒多有感染者，于是"常饵薏苡实，用能轻身省欲，以胜瘴气。南方薏苡实大，援欲以为种，军还载之一车。时人以为南土珍怪，权贵皆望之。"（《后汉书·马援传》）

随着中越交往的加强，中国文献中出现了不少有关包括今越南地区一带药用物产的记载，如《齐民要术》引《南中八郡志》说："交趾特出好桔，大且甘，而不可多啖，令人下痢。"此外还提到诸如扶留藤、桶子、槟榔、鬼目等也都可供药用。另外，南齐时，苍梧道士林胜到越南北部地区采药，曾以温白丸治疗下腹胀满颇有效验。位于今越南中部的林邑国曾多次遣使来中国，传来沉香、琥珀、犀角等药物。在唐代的一些本草著作如《新修本草》《本草拾遗》等书中收有不少越南药物，如白花藤、丁香、庵摩勒、毗黎勒、詹粮香、诃黎勒、苏方木、白茅芋香、楜木等。此外，越南的成药也有传入。如《太平广记》引《宣室志》称："安南有玉龙膏，能化银液，唐韩约携以入中国。"五代时笔记《玉堂闲话》记载，中国人申光逊曾治愈一越南人之脑痛症，唐代名医孙思邈在越南也被当作医神塑于先医庙中供奉。

越南与中国除了长期保持着药物贸易交流的传统外，南宋时还曾选送医生来华学习，从中国引进制药技术。据《大越史记》所载，元代针灸医生邹庚到越南行医，治病神验，被誉为"邹神医"，后来官至宣徽院大使兼太医使。

越南在 15 世纪以前，常采用中国的原版医书。1770 年，越南著名医家黎有卓在《黄帝内经》《景岳全书》等基础上，结合临床经验，编著了内容丰富、卷帙浩繁的《海上医宗心领全帙》，该书用中文写成，阐述阴阳、五行、病机等医学理论、药学知识、临床各科治疗及其本人的医案等，由于本书内容较丰富，因而对当时越南医学界影响较大，受到当时诸多越南学者的重视，以致成了越南医生研习医药的必读书之书。此外，越南医家编撰的《南药考辨》《南药神效》等也多吸收了中医学的内容。

二、不同文化体系间的医药交流

除了汉字文化圈之外，中外的医学交流范围亦十分广大，包括今天的南亚、中亚、西亚，乃至于欧洲等地。相对而言，这些地方的医学都有其独特的文化背景，与中医学属于不同的文化体系。故此双方医学进行交流时，多半以药物的贸易交流更多，虽然不排除也有一些医理上的交流，但由于文化背景的不同，对于彼此医学所产生的影响显然要小得多。

1. 中印之间的医药交流

中印两国，都属于四大文明古国之一，各有自己独特的文化土壤，两国的医学在古代也都十分发达。

中国与印度的医药交往在汉代随着佛教的东来已经有迹可循。印度古代的医药与佛教关系密切，佛教传入中国时，同时也带来了医药知识。《开元释教录》记载："东汉之末，安世高医术有名，译经传入印度之医。"安世高所翻译的佛经中涉及了医学的一些内容，如关于胚胎发育就出现在《地道经》中。此后，在中印僧人翻译的不少佛经中，包含有不少印度医学的内容，如隋代天竺三藏阇那崛多《不空罥索咒经》，其中有用药物苏摩罗（栀子）、因陀罗波尼草（香附子）等多种药物、香科制成的药丸并加咒语治一切"鬼病"恐怖症；《佛说疗痔病经》介绍了痔的分类，《曼殊宝利菩萨咒藏中一字咒王经》介绍用咒语及配合药物治疗内、外、妇、五官等科疾病。此外，《隋书》《唐书》中还收录了来自印度的医籍多种。

中印医学由于佛教逐渐兴起而交往频繁，不少僧人互相往返，促进了中印之间的医药交流。一些印度医药学理论和医疗技术的传入曾在中医界产生了一定的反响。如佛学讲究四大学说，葛洪《肘后备急方》经梁陶弘景整理后，将其更名为《补阙肘后百一方》，并提出："人用四大成身，一大辄有一百一病，是故深宜自想。"这显然是受到印度"四大"学说的影响。在隋唐时期完成的医药著作中，印度医学理论的"四大"说多有述及。如《千金要方》中曰："凡四气合德，四神安和，一气不调，百一病生。"《外台秘要》则曰："身者，四大所成也。地水风火，阴阳气候，以成人身八尺之体，骨肉肌肤，块然而处，上地大也。"除理论外，印度的医方、医法也有传入，《千金要方》《千金翼方》中记载有耆婆方十余个及天竺按摩法；《外台秘要》除载有"天竺经论眼"外，还有转引之"近效莲子草膏"。《千金翼方》中的咒禁内容及隋唐咒禁科的出现，显然也受到了印度佛教医学的影响。印度医家也有来华者，尤以眼科医为多。王焘《外台秘要》中曾引用"天竺经论眼"，唐代诗人刘禹锡有《赠眼医婆罗门诗》流传。此外还有不少从印度来华的懂医药的"方士"，如曾为唐太宗炼制丹药的那罗迩娑婆以及668年来华的婆罗门卢伽逸多等。

我国对印度的医学亦曾产生影响，如记录六世纪高僧宋云西行求法的《宋云行纪》中，就介绍了华佗医术在印度传播的情况。我国的药物也早就通过丝绸之路输入印度，被誉为"神州上药"。

2. 中国与阿拉伯地区的医药交流

中国与阿拉伯地区的医药交流主要从唐代开始，随着双方文化商贸交流而趋于频繁。

唐代将阿拉伯帝国称为大食，中国与大食的交往频繁，在公元615～789年间，大食正式遣使来唐者有37次之多，其携带的方物中便包括了诸多药物。如730年，波斯王子继忽婆来朝献香药、犀角，《宋史·大食传》记载："唐朝永徽以后屡次入朝而献方物。"后来《本草纲目》中所记来自大食的药物包括马脑、无名异、阿芙蓉、薰陆香、麒麟竭、苏合香、无食子、诃黎勒、丁香等。唐五代诗人兼药学家李珣传为波斯商人李苏沙之后，其家以贩卖香药为业，有丰富的海药知识。他撰有《海药本草》，是一部总结和记述波斯等海外传入中国药物的著作。

宋代来自阿拉伯地区的药物不但品种繁多，而且进口的数量也相当巨大，如"大食蕃客罗辛贩乳香直三十万缗"（《宋史·食货志下》）。这些进口香药价格大多昂贵，"诸香中龙涎最贵重，广州市直每两不下百千，次等五六十千，系番中禁榷之物，出大食国"。据不完全统计，自宋太祖开宝四年（971）至南宋孝宗乾道三年（1167）的238年间，大食进贡凡49次，其中明确记载有药物者10次。宋代赵汝适笔记《诸蕃志》中记载了不少大食所产药物："大食……土地所出，真珠、象牙、犀角、乳香、龙涎、木香、丁香、肉豆蔻、安息香、芦荟、没药、血碣、阿魏、腽肭脐……栀子花、蔷薇水。"

大食国所产蔷薇水在宋代时曾输入我国，除《宋史·外国列传》外，这在成书于南宋初年的《铁围山丛谈》中也有明确记载。此类制剂的输入，促进了露剂药物在我国的迅速传播与普遍应用，直接导致了中药制剂中多种花露剂的出现。阿维森纳名著《医典》一书（约成书于11世纪初）中有用金、银箔做药剂丸衣的记载，它不仅可以药物防腐，对提高药剂疗效也有一定作用。这种技术在宋时传入我国后得到进一步的发展与应用，促进了我国丸衣剂型的多样化。除药物外，一些阿拉伯方剂宋时也在我国有所流传，如《太平圣惠方》的眼科方中便载有"大良历胡商灌顶油法"。从阿拉伯等地输入的外来药物中，香药占有了很大的比重。香药的输入增加了我国对阿拉伯医药的了解，促进了临证香药的应用，甚至形成了偏好这类药物的风习，对当时的临床处方用药产生了一定的影响。

随着蒙古西征所带动的文化交流互动，中阿医药交流在元代及以后随之进一步得到了加强。大量回回药物及药方的输入，促进了当时对回回药物的认识和研究，丰富了中国的本草内容。如《饮膳正要》中提及"本草有未收者，今即采摭附写"，其中收载了马思答吉、必思答等一些回回药物。在《回回药方》中，还收录了众多方剂，反映了当时与阿拉伯医药融合与交流的盛况。

在阿拉伯医药学传入中国的同时，中国也有不少药物向阿拉伯国家输出，如肉桂、芦荟、樟脑、生姜等。据《宋会要辑稿》记载，宋代经市舶司由大食商人外运的中国药材近60种，包括人参、茯苓、川芎、附子、肉桂等47种植物药及朱砂、雄黄等矿物药。这些药材除被转运至欧洲等地外，也有一部分输出至阿拉伯地区。隋唐时期，中国的炼丹术、脉学、本草等内容也传入了阿拉伯地区，阿维森纳著作《医典》中就有受中医学影响的迹象，如《医典》记述的48种脉象中，有35种与中医脉象相同。《医典》中还载有大黄等中国药物及其运用的内容。在回回医药传入的同时，中国传统医药也在西亚、南亚一带得到了传播。如伊利汗国十分注意吸取中国科学、医学、艺术和史学的成就，并对中国文化的西传充当了重要的媒介。该国医生拉施德约于13世纪末、14世纪初编译了波斯文的《伊利汗的中国科学宝藏》，其中包括了《王叔和脉诀》的全译本，还介绍了经络、针灸、本草、疾病防治与养生等内容。著名的阿拉伯药学家拜塔尔（1197—1248）所著的《药用植物大全》中首次收载了大黄、姜等中药。

3. 中国与欧洲的医药交流

中国与欧洲国家早期的医药交流记载较少，且多不确定的因素，但到了16世纪后期，随着欧洲传教士陆续来华，在传播宗教的同时，也将西方的一些医学知识带到了东方。中欧之间的医学交流从而开始变得频繁起来。因此，这些西方传教士可以被视为是早期中西医学交流的桥梁。

早期来华的传教士中，意大利传教士利玛窦知名度颇高，他对中华文明有一定的了解，与不少当时的学者均有交往。利玛窦翻译了不少介绍西方科学技术的著作，其中涉及一些西洋医学知识。如《西国纪法》中记述了神经学说，在论脑时指出"记含之所在脑囊"，认为脑主记忆。意大利传教士高一志《空际格致》中涉及希腊四元素说及一些解剖生理知识。意大利传教士熊三拔所著《泰西水法》为与徐光启合作翻译，其中涉及了消化生理学的内容，并介绍了西洋炼制药露的方法。此外，传教士邓玉函、艾儒略、卫匡国、汤若望等的著作中也多有涉及医药内容者。但整体而论，此时期传教士大多非专职医务人员，故此所涉及的医学内容较为零散。相对而言，医学内容较为集中的是具有医学背景的邓玉函所翻译的《泰西人身说概》以及他与龙华民、罗雅各合作的《人身图说》。

传教士所介绍的这些医学知识，尽管流传不广，但对于当时医界亦有所启发。如王宏翰所著的《医学原始》主要采纳了《性学觕述》的"辨觉性灵性"篇和四体液学说、《空际格致》的"四元行说"，以及《泰西水法》和《主制群征》中的相关内容。赵学敏《本草纲目拾遗》中"药露制法"取之于熊三拔的《泰西水法》，并运用中医理论加以阐述。此外，由于康熙曾有被传教士治愈疾病的经历，故此对于西医学内容颇感兴趣。1690年，康熙命法国传教士白晋和巴多明进宫讲解人体解剖学，并将讲义及插图用满文整理缮写，并装订成册，内容有解剖、血液循环、化学、毒物学和药物学等，康熙将该书定名为《钦定格体全录》。

清代施行禁教之后，中欧之间的医药交流只在广州等少数地方有所延续。在广东从事医药活动的西人主要是东印度公司的随船医生和传教士，其中以东印度医生皮尔逊较具代表性，他从1805年起，便长期为当地的小孩种牛痘，后来雇佣了许多中国助手，并在广州行街的行商公所开设了诊所。皮尔逊还编写了介绍种痘术的小册子，名为《新订种痘奇法详悉》。皮尔逊的中国助手邱熺著有《引痘略》，初刊于嘉庆二十二年（1817），书中以介绍牛痘接种法、留浆养苗、取浆、度苗、真假痘辨、种痘的工具等为主，是我国传播牛痘法最主要的方书，流传颇广。此外，马礼逊、伯驾等传教士也曾在澳门、广州等地开设诊所。

传教士在将西方医药传到中国的同时，也将中国的医药知识向欧洲进行了介绍，如担任过波兰御医的卜弥格用拉丁文撰写了《中国植物志》，该书实际是《本草纲目》的节本，是目前所知向西方介绍中国本草学的最早文献，该书于 1656 年在维也纳出版。此外，他还著有《医论》，其中含有王叔和《脉诀》、中医舌诊和望诊的内容。近代最早发明和研究用表来计数脉搏作为诊断方法的英国名医弗洛伊尔受到卜弥格译述的中医脉学知识的启示，致力于脉搏研究，并将他译述中医学的拉丁文稿译成英文，连同他自己所著的《医生诊脉表》书于 1707 年在伦敦出版。在巴黎书院任教的杜赫德根据传教士寄回欧洲的材料编写了《中国及鞑靼中国的地理、历史、王朝、政治情况全志》（简称《中国全志》），于 1735 年在巴黎出版，其中第三卷包括《脉诀》《本草纲目》《本草》（第一卷）、《神农本草》《名医别录》《医药汇录》等诸书的节译，卷首为中医诊脉图，同册还撰有《中国医术》一文，书中介绍了阿胶、五倍子等药物的用途，记述了人参、茶、海马、麝香、冬虫夏草以及云贵川的山芪、大黄、当归、白腊虫、乌桕树等；第二卷也介绍了若干中药。该书后来被译成英文和德文，在西欧颇有影响。据不完全统计，从 1700 年到 1840 年的 140 年中，西方出版的关于中医药的书籍（不包括文章）共约 60 余种。

三、中外医药文化交流的特点

通过上面的介绍不难看出，中国古代的医药文化交流不仅形式多样，而且内容也十分丰富多彩。虽然由于时移代隔，交流的对象又来自不同的文化背景，要对于古代医药文化交流的特点进行总结并非易事。但是如果提纲挈领，从大的方面着眼，不难发现古代的中外医药交流总体上而言，呈现出一些相对固定的特点。

1. 持续时间长，交流范围广

中外医药文化交流的大幕自何时开启，难以有确定的日期。尽管早期相关文献阙如，但诸多的传说中已经蕴含了医药交流的信息。而在有确切证据的医药交流开始之后，尽管朝代更替，时空流转，中外医药交流的大幕从未中止。在长达数千年的历史中，在不同朝代的文化交流中，总会伴随着医药交流的身影，而与中外医药交流相关的人物、事迹更是层出不穷。

中外医药交流不但持续时间长，而且范围十分广泛。除了自古山水相连、来往密切的东亚、东南亚地区之外，中亚、南亚、西亚、欧洲等地，都有过中外医药交流的痕迹存在。值得一提的是，中外医药交流活动几乎都是双向进行的，中医药在向外传播的同时，又不断地吸纳来自异域的医药文化，体现出了极强的包容性与延展性。

2. 官方和民间并存互补

在中医药文化的交流中，我们不难看出交流具有多层次的立体属性，既具有官方层面的中规中矩的交流，特别是在汉字文化圈内的医药交流中，带着官方色彩的医药交流非常频繁，这种官方的交往往往不止于涉及医疗本身，还往往会涉及医事制度层面。例如元代回回药物输入的途径之一，是诸汗国的"进贡"，伊利汗合赞、不赛因诸王先后多次遣使向元廷进贡。在所贡物品中，回回药物占了很大比重，其中多有珍奇之品，如 1332 年 10 月，不赛因"遣使贡塔里牙八十八斤"，即属此类。1320 年 7 月回回太医进药"打里牙"（即塔里牙），一次酬其值竟达 15 万贯之巨，其进药数量之大足以想见。

无疑，官方层面交往既具有优势，表明政府层面的重视，而且层次往往比较高，交流的质量和效果往往很好，而且大半都会被记载下来，为我们更好地理解当时的医药交流提供了绝佳的素材。但是，很自然，官方层面的医药交往也容易受到各方面因素的干扰和影响。例如日本在唐时曾经多次派遣留学生来华学习包括医学在内的文化，唐代文化极大地改变了日本的方方面面。但是到了宋代，在当政者不重视的情况下，双方的官方交往立刻发生了巨大的转折，整个宋代，几乎没有较为正规的官方层面的来往。而与之相比，民间的交往则具有更大的灵活度与自由，并不会因为官方的中断而随之消失。即使在宋代中日之间仍然有着频繁的贸易和交往，诸多的医药交流也通过各种渠道仍然在进行。

3. 药物交流为主，医理交流为辅

从古代中外医药交流的历史来看，医药之间呈现出不均衡的状况，往往是药物交流为主，而医理交流为辅助。特别是在外来医药进入中国时，这一点体现得尤为明显。例如中医与阿拉伯医药的交流，尽管双方交往频繁，但这种交往在双方的医学理论体系上均未产生大的影响，虽然中医药被采纳进回回医药体系构成之中，但不能改变其来自阿拉伯医学理论的基本架构；同样，中医学采用阿拉伯的香药治疗诸法，也极大地丰富了中医学治疗方药，但对于理论体系则根本毫无触动。

这种情形的原因不难理解，一方面是由于医学理论层次的交流涉及文化背景和知识体系的内容，如果缺乏对于文化的深入理解，要想进行深层次的医学理论交流无疑具有很高难度。另一方面则是由于中医学本身极为"早熟"，很早就已经建立了较为完备的理论和实践，不易被外来医学所改变。再次，中医学具有很强的包容性，善于取长补短，为我所用，由阿拉伯传入的"丸衣术"，中医不仅学习了此项技术，还根据传统中医对药物功用的理解，发明了青黛、朱砂、蛤粉丸衣。这种特性使得中医学在遭遇新事物、新现象时通过完善自身理论去解释新事物、新现象的行为举动和思维方法使中医基本的理论得到了最大限度的保存。因此，尽管医药交流从来都是双向进行的，但是中医学在数千年的历史中，并未因为外来医药的"侵入"而感受到真正的威胁，反而却有宽广的胸怀和足够的间隙来接纳它们，丰富自己，促进自己更为多样化。

4. 陆路为主，海路为辅

由于中国的地理位置决定，在古代交通不便的情况下，相对而言，中国同山水相连的国家自然而言交流起来更为方便，中国和朝鲜、越南的交往便是如此。而中日之间虽然隔海相望，但距离之短，可以说是咫尺天涯，更何况在早期，中日之间的交往多是通过朝鲜半岛进行，距离

可谓相当短。

中国与西部地区及中亚、西亚和欧洲各国的医药文化交流，大部分时间也主要靠陆路交通。特别是公元前 139 年与 123 年，张骞奉命两次出使西域，拓宽了中原与西北、西南边疆地区的经济文化交流渠道，形成了驰名中外的丝绸之路。随着丝绸之路的开拓、发展、中西方经济文化的频繁交往、西域的安石榴、胡桃、苏合香等可供药用的物品也相继传入中国。如汉武帝时，月氏国曾向汉朝贡返魂香，据《汉武内传》所载，凡有疫死者，可以熏之再活，故名返魂香。

但是需要指出的是，随着造船技术的进展，海路在贸易中占据的比重也在逐步上升。如两宋时期中国与阿拉伯药物交流的主要途径是通过海路。1973 年 8 月，福建泉州湾发掘了一艘宋代海船，船舱中有大量药物，其中多有阿拉伯地区出产者。由于宋时药物贸易在中国与阿拉伯的海运贸易中占有相当大的比重（其中多数是香药），所以从某种程度上来看，阿拉伯与宋代的商业交通路线，也可以说是"香药之路"。又如郑和率船队下西洋时，每次随行医官医士多达 180 多人，带去的中药有人参、麝香等，受到沿途各国的欢迎；带回的有犀角、羚羊角、阿魏、没药、丁香、木香、芦荟、乳香、木鳖子等。

显然，中医学自古便与外部的医学有着频繁、多层次的交流，而在交流中上述这些特点的形成有着多方面的因素，既与中医学及其背后所蕴含的中华文化的特点相关，也与中国固有的地理位置等相关，还与世界历史进程的特点有所关涉。但是有一点是无疑的，那就是在这种频繁的、长期的、多样化的交流中，中医学的发展日益多样化与丰富。这些相互间的交流，对发展和丰富中国医药学，对保障人民身体健康，发挥了明显的作用，对促进世界医学发展也做出了有益的贡献。

（章原）

近代上海医学交流概述

1840 年，随着"鸦片战争"的爆发，中国原有的历史进程和社会性质都发生了翻天覆地的变化，影响到了社会的方方面面。

中国固有的医学发展轨迹也出现了前所未有的改变。随着西学东渐的潮流逐渐席卷我国社会各个层面，西方医学大规模传入，曾长期独立存在的中医学文化土壤发生动摇，在本土受到了强烈的冲击，形成了国内中医、西医两种医学体系并存的局面。在这种情况下，中外医学交流的情形也随之发生了巨大的变化，无论是交流的内容，还是交流的途径与形式，均呈现出与此前数千年迥异的情形。

值得一提的是，此前在医学交流版图上并不彰显的上海，也在时代的大潮中，伴随着小渔村到国际性大都市的飞速发展，一跃成为近代医学发展的重镇。特别是由于上海中西交融、华洋杂处的特色，更使其在中外医学交流中扮演了独特而重要的角色。

一、医学交流模式的转变

近代以来，伴随着西方军事和政治在中国的全面扩张，西方医学的全方位涌入与迅猛发展，成为此时期中国医界最重要的潮流。也由此彻底颠覆了此前的中医学输出为主，吸纳为辅的医学交流模式，交流的主要内容一变而为中西医学之间的碰撞与吸纳。

1. 近代西方医学的涌入

事实上，早在明末清初之时，来华的传教士在传播教义的同时，就已经带来了一些来自西方的医药知识。但由于当时来华传教士并不专门从事医学，所介绍的也只是较为粗浅的解剖生理的内容，何况当时西方医学的治疗水平整体上并不优于中医，故并未在华产生多大的影响力。

西医真正开始对中国医学发生深入的影响是在 19 世纪上半叶，随着牛痘接种法以及西医外科和眼科治疗技术等的传入，西医学的影响逐渐开始显现。特别是鸦片战争之后，西方列强迫使清政府签订了一系列不平等条约，其中包括开放通商口岸，允许外国传教士在口岸建立教堂、学堂和医院等。传教士的医疗活动由此有了合法的生存空间，西方医学也随之大量涌入，最初是在沿海的开放口岸城市展开，之后由沿海进入整个内地。

在近代西方医学进入和传播的过程中，传教士扮演了医学交流的重要角色。据粗略统计，鸦片战争以后至 1920 年以前来中国行医的传教士有 563 人。这与教会高度重视医学传教不无相关，医学被视为"宗教的侍女"，是西方传教士在传教活动中的重要知识工具和手段。在近代，从疾病的诊疗，医院的设立，到医学教育的开展……医学传播的各个领域都几乎离不开教会人士的身影。

如早在 1835 年，广州就有了传教士建立的第一所眼科医院，1838 年就已经在广州成立了"中国医学传教协会"，1868 年医药传道会在广州建立了博济医学校。据不完全统计，1860～1900 年的 40 年间，全国共建立教会医院 100 所，遍及全国 13 个省市。到 20 世纪以后，教会医疗作为基督徒在中国传教的一种重要方式，其发展规模在中国达到了新高度。截至 1914 年，全国教会医院达 265 所，教会诊所更是高达 386 所。

"华洋杂处"的上海，由于优越的地理位置和日渐显现的在政治经济上的重要地位，吸引了西方各国传教团源源不断地派遣教士和医生，并逐步建立教会医院，开办医学校，培养医学人才。1844 年，英国传教士和外科医生洛克哈特在上海建立了"中国医院"，即仁济医院前身，这是上海最早的教会医院。随着仁济医院的成功创立，其他教会纷纷进入上海办诊所、医院。1866年汤姆森牧师和美国圣公会共同出资建立同仁医院。法国天主教传教士于1864年在上海租界外滩街办法国医院，后迁至苏州河北岸，改称公济医院。1880年，美国圣公会建上海虹口医院（后称圣路加医院），文恒里医师在此任职。不久，医院接受了郭实腊医院董事会提出与圣路加医院合并的建议，创建郭实腊医院……

随着各类西式医院的不断创办，至19世纪末20世纪初，西医已然成为沪上一个独立的医学体系。而上海传统中医药在西方医学的冲击下，纷纷吸取西医医疗、教育等模式，开始仿照建立近代中医医院和中医诊所，开办中医学校等，形成了中医与西医相互并立和渗透的局面。

2. 中日医学交流角色的转变

在近代医学交流的过程中，中日之间的角色转变是值得关注的一个现象。

在数千年的历史中，日本的医学文化长期以来都是以接受为主，深受中国传统医学的影响，但到了近代，这种情况却发生了转折，诸多的中国青年纷纷跨海来到日本学习包括医学在内的先进科学技术。

从16世纪中叶开始，中日两国都面临了西方政治、经济和文化方面的冲击，而日本通过"明治维新"，进行了自上而下式的系列政治改革，这次改革使日本成为亚洲第一个走上工业化道路的国家，跻身于当时世界强国之列。而在"明治维新"中，医学改革是其中重要的组成部分，通过颁布相关的法令，在很短的时间内，日本迅速完成了由传统医院向西方医学的转变。日本这种短时间内由弱转强的事实对于当时面临亡国命运的中国人而言，格外具有吸引力，因此，赴日留学在当时蔚然成风。虽然在时间上，中国人留学日本比留学欧美晚了数十年，但在人数上，近代中国留日人数超过了留学欧美各国人数的总和。

在赴日学习的学子中，学医者为数不少，日本也成为中国人学习西医的主要途径之一。事实上，日本医学对于中国医学的影响不止于医疗知识层面，还在于其明治维新中废止汉医、全盘欧化的举措给中国医界所带来的冲击。民国时期在国内不时出现的"废止中医"的思想追根溯源，正与日本的医学政策变革有关。废止中医派的代表人物余云岫曾公费赴日本留学，于大阪医科大学拿到学位后回国，其后来所提出的《废止旧医以扫除医事卫生之障碍案》中所列中医考试复训、禁止办校等多项措施都显然可以看出日本废除汉医举措的影响。

3. 中西医学的汇通

西医的传入与发展，打破了几千年来中医一统天下的格局，带来了新的医学知识与治疗方法，丰富了中国医学，同时也极大地冲击了中国传统医学。但是毋庸讳言，虽然西医涌入势不可挡，但是近代的中医学总体上仍然是医疗的主要力量。即便是到了西医发展迅速的民国时期，当时全国仍只有 2 万名西医，而中医却多达 50 万人，特别是在广大的农村中和内陆城市中，中医具有深厚的文化土壤和民众基础，广大民众主要仍然依靠中医药来防治和治疗疾病。可以说，在近代中医仍然在医疗卫生保健中占据着主导的地位。

因此，如何调和中西医之间的关系是当时中西医界都面临的重要问题，从不同的角度探索沟通中西医学的途径，比较两种医学体系的异同和优劣、长短，在比较与汇通中维护宣传中医学理论，成为近代医学史上一个重要课题。

19 世纪中后期，在中西医之争尚不明显，更谈不上激烈的情况下，已经有一些医家试图通过"比较"的方法，分析两种医学的长短异同，如王学权、王孟英、陈定泰、罗定昌、合信等都是当时的代表性人物。以陈定泰为例，陈在其所著《医谈传真》（1844）一书中，将王清任《医林改错》中的"脏腑图"与西洋人所绘"解剖图"加以对比。在来华的外籍医生中也有人对中、西医学进行比较研究，英人合信可谓最早的代表。由此可以看出 19 世纪中期到 30 世纪初期，中国医学界对中西医学进行比较研究，已经进行了初步的尝试。

在对中西医的对比交流之中，一些中医界的人士逐渐形成了中西医汇通的思想和学派，对近代医学发展产生了较大的影响，其余波迄今未息。代表人物有唐宗海、朱沛文、恽铁樵、张锡纯等，以唐宗海为例，他力主顺乎潮流，是中医界明确提出"中西医汇通"口号的第一人，强调"西医亦有所长，中医岂无所短……不存疆域异同之见，但求折衷归于一是"（唐宗海：《中西汇通医经精义》）。时人对唐宗海为中西医汇通所进行的努力予以认可，如《清朝续文献通考》中说："近代医家，喜新者偏于西，泥古者偏于中，二者未将中外之书融合贯通，折衷至当。唐氏慨之，研精覃思，著此五种书，执柯伐柯，取则不远。"

整体来看，中西医汇通派的医家在提倡向西医学习的同时，基本原则是坚持中医之长，如整体观、脏腑学说、阴阳五行学说、四诊八纲和辨证论治的方法等，而把吸取西方医学的科学方法作为发展中医学途径之一，尽管是初步的尝试，但他们的工作无疑是有益的，所留下的经验教训也值得进一步深入总结与借鉴。

二、近代上海医学交流的主要形式

在近代，医学交流的方式日趋多样化，除了传统的医者、书籍、药物等之外，还出现了多种新的形式，如开办医院或诊所、开办学校、翻译书籍、吸引留学生等，特别是与传媒相结合，通过报刊等形式更丰富了交流的形式。通过这些多样的形式，医学交流的范围和效率都大大提高，影响之大、之广是此前数千年的医学交流所无法比拟的。

关于医学交流的形式，后面的篇章中还会涉及，这里限于篇幅仅选择较为有特色的几种方式进行介绍。

1. 留学

在近代的医学交流中，除了直接由传教士、医生等输入之外，留学与考察均成为获取医学新知的重要交流手段。

我国的留学教育发端于第一次鸦片战争之后，兴盛于甲午战争至抗日战争之间，与整个中国近代史相始终，对中国近代社会的变迁影响深远。具体到医学领域来看，经受了西方医学留学教育的学子们归来后，积极投入医疗事业，积极推广西方医学，创办医药刊物，参加学术团体活动，还进行了大规模的近代西医药学书籍的翻译和编著。留学生回国后大多在专业领域发挥所长，或在各个医疗卫生机构担任重要职务，对近代医疗卫生事业的发展起到了较大的作用。如留学欧洲学医的第一人黄宽，1847 年 1 月他赴美入麻省曼松学校学习，1849 年毕业后，1850 年赴英国爱丁堡大学学习，1855 年毕业后回国，曾任海关医官、博济医院代理院长、兼博济医校的教学等职。

近代留学生的去向主要集中于美国、欧洲和日本三处。以日本为例，在 1896～1945 年的 50 年间，中国赴日留学生数以万计，其盛况不仅在中国留学史上是空前的，也是截至当时为止的世界史上最大规模的学生出洋运动。其中不乏学习医学者，如 1903 年，京师大学堂管学大臣张百熙选派学生 31 人赴日留学，其中有 3 名选学医药学。据不完全统计，自 1905 年至 1934 年的 34 年间，仅从日本 23 所高等医学校毕业的中国留学生即多达 400 余人，此数不包括综合性大学医药科的留学生以及转学、辍学者，因此，留日医学生的实际数量当远超此数。当时的日本，传统医学已经式微，西医学占据统治地位，留日医学生在日本接受的自然是系统的西方医学教育和技术培训。

作为远东的重要城市和港口，从上海出发前往国外进修留学的人员数不胜数，其中包括不少医务人员或医学生。如著名医学教育家、公共卫生学家颜福庆自圣约翰大学医科毕业后，于 1906 年赴美国耶鲁大学医学院攻读博士学位，成为第一个获得美国耶鲁大学医学院博士学位的中国人。颜福庆后又赴利物浦大学和哈佛大学攻读热带病学和预防医学，涉足医学相关的各个领域。颜福庆回国后，参与创办了包括"国立上海医学院"（上海医科大学前身）在内的多所医学院。在纷纷出国留学的同时，上海也有一些具有较强师资力量的高等医学院校开始招收外国学生，其中最有名的当属震旦大学医学院，其从 1934 年到 1948 年的毕业生中有来自 6 个国家的 13 名留学生。

2. 出国考察

除了留学之外，近代中外医学交流的另一重要渠道是出国考察。

民国时期，上海有一批颇具威望的医学专家陆续赴国外进行医学考察与交流。如著名针灸学家承淡安（1899—1957）于1934年秋赴日本考察该国对针灸的研究情况和教育制度，发现了散失多年的《铜人经穴图考》和元代滑伯仁的《十四经发挥》。同时承淡安也被视为参与近现代国际针灸学术交流的第一位中国学者。承淡安回国后，坚持行医的同时，创办了中国针灸医学专门学校，其分校遍及南方各省、香港和东南亚地区。著名中医学家宋大仁也曾于1933年东渡日本求学消化专科，回沪后成立了当时全国九大医药学术团体之一的"中西医药研究社"，并主编《中西医药期刊》。再如吴旭丹（1892—1988），江苏吴县人，1912年就读于上海哈佛医学校，后受聘于波士顿肺病医院、马萨诸塞公立医院及长老会医院服务，并曾前往美国霍布金斯大学医学院任研究员，从事内科和免疫学方面的研究。

除了这些医学专家之外，上海还有不少卫生行政官员曾出国考察，借鉴国外先进的医学理念、技术和管理经验。如1931～1933年，王士伟（上海市卫生局副局长）赴欧美、日本、印度等地考察工业卫生。1932年，上海市卫生试验所所长程树臻访问欧洲、南亚，考察生物制品制造及鉴定方法。1935年11月，上海市卫生局局长李延安出访欧洲11国，行程密集，收获颇丰。同年，庞京周（1897—1966，曾任上海同德医学院院长、上海医师公会副主席）受教育部派遣去日本及欧美的10多个国家考察医学教育事业；丁惠康（1904—1979，医学家、文物收藏家）受内政部卫生署派遣赴欧洲各国考察防痨及公共卫生。1947年，孙克基（1892—1968，曾任上海市卫生局妇产科总顾问及上海市医院联合会主任委员等职）、凌筱瑛（1900—1983，曾受命筹办上海市立妇婴保健院及上海市助产学校，任院长及校长）作为妇产科界的杰出代表，分别赴美国、瑞典、丹麦、法国考察妇幼卫生，带回了多项先进医疗护理技术在上海大力推广。

3. 书籍

各类医药书籍出版和流通历来是中外医药交流的重要形式，而到了近代以后，中西医药书籍不论是出版数量还是涉及范围都大为增强，这对于当时的医学交流起到了重要的作用，也直观地反映了近代医学在我国发展的轨迹。

按照近代医药书籍的数量来看，西医学书籍的相关翻译、论述占据了很大的比例。近代西医学书籍，最初以来华外国传教医师的译述为主，如19世纪50年代，合信与嘉约翰来华后开创了系统译述近代西医学书籍的先河。合信所译的书籍颇多，在当时产生了很大的影响，如《全体新论》1851年在广州出版，该书对中国知识界触动很大，几年间再版多次；又如《西医略论》1857年在上海出版，该书是第一部介绍到中国的西医外科临床经验著作；《内科新说》1858年在上海出版；《妇婴新说》1858年在上海出版；《博物新编》1855年在上海出版……后来有人将上述五种书合编，统称《合信氏医书五种》，堪称近代西医学系统的启蒙教材，曾一版再版，对近代西医的传播产生了积极的影响。又如英国人德贞1864年来华后，曾受聘为京师同文馆首任生理学和医学教习。他翻译、编著了大量西医书籍，如《西医举隅》汇集了德贞陆续发表在《中西闻见录》中介绍西医学基础知识的通俗性文章，《续西医举隅》是1881年至1882年刊载在《万国公报》上介绍西医学解剖生理知识的汇编。1886年同文馆出版的《全体通考》18卷，该书系一部较完整、严谨的解剖学著作，是根据当时英国著名医学家和解剖学家的最新著作编译而成。

日本"明治维新"以后，近代医药飞速发展，通过日语转译西医书籍在中国颇为盛行。如丁福保便致力于通过日文转译西医书籍，其所编译的医书不仅内容新，也更有系统，在普及近代西医知识，促进中医了解西医学方面发挥了重要作用。丁福保于1910年自设"上海医书局"，专门印刷出版他所编的各类书籍，至1914年由日文译编成的医书共68种，以及他自纂的医书10多种，总计80余种，合编成《丁氏医学丛书》。这套丛书囊括了当时西医基础医学和临床各科，颇有参考价值。

4. 期刊

期刊是近代才出现的一种新的极具时效性的传播工具，医药期刊则是传播医药科学知识、传递医药科技信息的重要载体，内容丰富，涉及医药科研、医疗、预防、医药教育和卫生行政管理等，在近代医学交流中发挥了重要的作用。

从内容来看，近代医药期刊主要包括西医医药期刊和中医医药期刊，自然，也有介于二者之间的期刊。

以西医药期刊为例，1871年，由上海海关医务官贾米森（Jamieson RA）创办的《海关医报》（Customs Medical Reports）正式刊行，开我国西医医药期刊的先河。《海关医报》为半年刊，上面刊载各类疾病调查报告和医学论文，引起了上海医药界的广泛关注。该刊虽然发行年份不算很长，但对了解近代医学交流的情况具有重要意义。据不完全统计，1912～1937年25年间出版西医药期刊237种，仅1928～1937年这10年间出版即达169种之多，几乎是此前15年的2.5倍。出版地区由8处发展到25处，并由沿海向内陆扩展。同时刊物由综合性向专科和校刊方面发展。出版历时20年以上者有《广济医报》（1914年）、《中华医学杂志》（1915年）、《中华护士季报》（1920年）、《民国医学杂志》（1923年）、《卫生月刊》（1920年）、《医药学》（1924年）、《麻风季刊》（1927年）、《医药评论》（1929年）等多种。其中《中华医学杂志》为中华医学会的机关刊物、于1915年11月在上海创刊，由中华医学会主办，至1949年《中华医学杂志》共出刊35卷，对我国医学科学的发展起到了积极的推动作用。该刊至今仍在出版，是我国办刊历史最久、名闻中外的医刊。

中医类期刊的踊跃出现是近代中医学发展的一大亮点。据统计，20世纪20年代初至1937年抗战前夕，全国中医药期刊将近170种。期刊上内容丰富，其中国内外医药的信息交流往往是刊物的重要内容组成。如上海医学刊物《光华医学杂志》刊登了不少国外医药界消息，为国民了解海外医药的发展打开了一扇大门。该专刊"国内外医药通讯网"

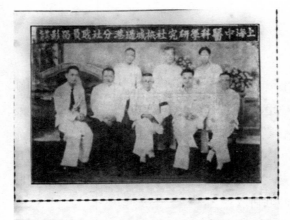

图 1　上海中医科学研究社香港分社成立

在第四卷第三期上载文《新加坡中医药联合会对于武汉中医工会呼吁之响应》。上海医学刊物《中医世界》上则特载"海外的国医""汉合医药日常使用野药之治疗作用"。另外，有一个较多报道的事例则为上海中医科学研究社香港分社的成立（图 1）。民国刊物《医药之声》记录了上海中医科学研究社港分社聘请田修德为合艾分社社长之事，报道中社长对该刊评价颇高："幸该刊内容极佳，早为阅者所共誉。故社员及读者大有激增。昨经总社来函，谓以就近有声望之社员选任分社董事及支援，合作办理，扩大推行。俾国医文化，普遍海外。"在南岛行医的国医彭浪初以及黄文焕先生的之名也经《医药之声》之刊载，传播回国内。如评彭浪初"先生读儒书后习医学，其性情和平，研究多有心得，学问渊博，阅历堪深，辨证处方多获奇效，是以玄乎南岛，声望极高，求医接踵而至"；评黄文焕"先有儒入医，精研内杂之书、仲景之学，南渡至今八载，到处愈病活人，极多侨众莫不皆知。其业务日臻发达，门前求治接踵而来"。

5. 国际会议

近代，随着国际合作的增多，参加各种相关的国际性会议也成为重要的医学交流新方式。

如 20 世纪 30 年代，上海一批医学专家、学者受到各方邀请，陆续去国外出席国际医学会议，在国际舞台上发出中国医学界的声音。1930 年，陈宗贤（1892—1979，中国生物制品创始人之一）先后出席在法国巴黎召开的国际微生物学会议和在英国伦敦召开的第十八次国际兽医会议。1935年，陈湘泉（1909—1990，中国防痨协会创始人）由中国红十字会派赴法国巴黎任驻巴黎国际红十字会中国代表。1938年，冯兰洲（1903—1972，医学寄生虫学家，中国医学寄生虫学的奠基人之一）应邀赴德参加在柏林召开的国际昆虫学会年会，后又去荷兰阿姆斯特丹出席国际热带病与疟疾病学会年会。1944年，沈克非（1898—1972，外科学家和医学教育家，中国外科学的先驱者之一）奉命派去伊朗出席中东医学会议，1946年又去秘鲁出席第五届国际外科会议，同年赴联合国世界卫生组织担任中国医学界首席代表职务。1948年，侯祥川（1899—1982，曾任北京协和医学院副教授、上海雷士德研究院研究员、中央卫生实验院营养研究所主任）、伍哲英（1884—1960，护理教育家）相继出国参加学术会议，如侯祥川参加了国际热带医学及疟疾大会。

三、近代医学交流的主要内容

在多样的途径和手段之下，近代医学交流得到了大范围、多层次的深入交流，其交流的内容极为丰富，几乎在医学的各个分支领域内皆有所涉及，可以说远超此前医学交流史的范畴。下面兹举药物、医理、疾病、教育四方面略作介绍。

1. 药物贸易

自古以来，药物就是医药交流的主要内容之一，到了近代依然如此，但由于西方医学的传入，药物的交流也出现了一些新的情况。

随着西医学的涌入，对于西药的需求不断增加。西药的进口数量逐年上升，在国内逐渐形成了西药市场和西药行业，西药房也应运而生。开始西药行业主要集中在东南沿海的通商口岸，以后逐渐扩展至内地。早期西药商业当时全部为外商所垄断，许多外国商行在各大商埠开设的洋行兼营进口西药业务，如德商孔士、英商怡和、美商慎昌、日商丸三等。这些洋行经营的西药业务虽均属兼营，占领当时西药市场的主要是外国商人或传教士医生、药师等设立的西药房。随着西药贸易的供不应求，逐渐开始有中国人开始进入药物贸易领域。上海的顾松泉于1888年在上海开设了"中西大药房"，中西大药房的开设，打破了30多年来上海西药市场为外商独占的局面，为发展上海乃至中国的西药业起了先锋作用。此后，在上海陆续出现了更多华人开设的药房，如华英药房（1889）、中法药房、中英药房（1894）、华美药房（1898）、五洲药房（1911）等。

2. 药物研究

随着生物学、化学等学科的发展，药学家开始注重采用西方的科学手段来研究中药，取得了一些进展。

早期从事中药研究的，主要是一些自欧美或日本留学回国的留学生，如陈克恢、赵承嘏、经利彬、朱恒璧、刘绍光、庄长恭、黄鸣龙、曾广方等。其中王焕文是中华药学会（中国药学会的前身）的创始人，担任该会首任会长。在"中医科学化"思潮的影响下，中医界的医家不满足于传统的药效理论研究，他们采用西医理论解释药物功效，或是采用化学分析、提取药物有效成分等方法确认药效。这些方法突破了原有的框架，开创了药效研究的新途径。如丁福保于1933年编写成《中药浅说》，书中按照药物功效，以西医药理论分为强壮健胃消化药、解热药、利尿药、镇痛镇静镇痉药、镇咳祛痰药、收敛药（或有止泻止血之效）、兴奋药、泻下药、变质解凝药、驱虫药10类。

除了中国学者之外，西方学者对于中药的研究兴趣也日益浓厚。1911年，美国师图尔（George. A. Stuart）出版《中国药物学：植物类》，该书被称为这一时期"最有价值的医书"。英国伦敦会传教士伊博恩（Bernard E. Read）长期关注中药研究，发表了大量关于中药的论文著作，他把中国丰富的草药资源分为三类：第一类是众所周知的与西药标准一致的中草药；第二类是植物学性质相近可以取代西药标准的草药；第三类是值得现代医学科学研究其药用价值的植物。

3. 医理

在近代的中医基础理论的研究中，除在固有理论体系范畴内继续深入外，也出现了一些新的特色。

由于西医学的传入，打破了中医学长期独尊的局面，引进了一个新的参照系统和竞争对手，尤其是中西医学的反复争辨与深入探讨，促使中医界重新审视自身的理论范畴与实践经验，中医理论体系由此得到了一次较全面的整理和较科学的诠释。如民国时期，由于中西医论争激烈，《内经》研究已不再停留于训诂诠释，而是阐明《内经》的学术价值，旨在捍卫中医理论体系。恽铁樵的《群经见智录》和杨则民的《内经哲学之检讨》是这类研究工作的代表作。唐容川的《中西汇通医经精义》，是以藏象学说为主体，以西医解剖知识作为经文注脚，近代大多数医家则倾向于仿照科学体例框架，参考西医学科体例设计中医学校教程，以新的思路纂辑《内经》。而在辩论中，中医学者也部分吸收了西医的观点，如一些新的概念或学说深入到人们思想中，例如生理、病理、解剖、诊断、细胞、组织、系统等，同时在中医教育领域也出现了一批以"生理""病理""诊断"等命名的中医基础理论书籍和教材。

部分具有西医知识背景的人士对于中医也持鼓励与褒扬态度，并身体力行进行了包括医学理论在内的研究。如西医学家闫德润1923年毕业于南满医学堂，1927年赴日留学于东北帝国大学，获医学博士学位。闫氏虽出身西医，但受家庭影响，对中医素有研究，又对中医基本持肯定态度，论著甚多，是近代西医界少数认真研究中医而成就较高者。其所撰《伤寒论评释》（1936）分"证状明理论"和"治疗辨正论"两篇：上篇运用近代知识对《伤寒论》的基本问题进行研究，下篇分伤寒方为12类，每方药味除综合记载古人论述外，并结合近代研究成果对生药鉴定的有效成分、药理作用以及每一处方都作了介绍与评释，有助于中西医之间的学习交流。

4. 医学教育

近代的医学教育，不论是人才的培养模式，还是教育体制的设立，都是医学交流的重要内容。其中尤其以西医的医学模式影响颇大，不但在中国逐渐推广开来，而且促进了中医教育方式的改变，也开始借鉴西医采取了类似的教育模式。

在西医进入中国的早期，西医人才的培养与教会医院有密切关系。传教士医师通常会招收中国学徒，对其进行简单的医学知识训练，以便担任护理助手工作。如 1837 年伯驾在眼科医局招收学徒，关韬在伯驾手下学习，被认为是我国最早学习西医者。由于西医基础理论知识的不断丰富，诊治技术的不断发展，在华的传教医师和专职医师日见增多，为了使西医知识的传授纳入正常轨道，开始设立医学校。近代医学教育的相关学制、章程等主要是受到了西方学制影响，如北洋政府期间颁布的学制、章程等，主要是抄袭日本的学制，适当地加入了一些我国的教育内容，规定了修业年限与必修科目，从此，我国的医学教育纳入了正规的教育体系。

中医传统上的教育方式主要是师带徒，但这种模式在近代遇到了挑战。在近代比较中西医学的差异时，很早就有人指出二者重要的区别之一是医学教育。如合信就曾指出"中土医学，今不如古"的原因在于中医没有专门的医学教育和医生资格考试制度。他在《西医略论》中说："西国医士，必须屡经考试，取列有名，方准行世，其贵如中国举人进士之名，其法略如中国考取文士之例，所以习之者精益求精，中国医士，士人自为之，不经官考，不加显荣，此不精之故一也。"

因此，面临挑战，中医界人士为了生存和发展，也开始效法西医，从办学思路到科目设置，乃至于医疗实践等各个教育环节，大都借鉴了西医的教育模式。如 1925 年，恽铁樵就仿效西国函授教育形式，创办了中医函授学校。主张"取西国学理，补助中医"的改进中医思想。此外，中医院校也仿效西医构建学科体系，大多借鉴西医学校的学科分类法设置科目体系，各校虽然在课程设置上有所不同，但均在中医传统课程之外，不同程度地设置了生理学、解剖学等西医课程。

从上述简要的介绍可以看出，由于西方医学的大规模、成体系的进入，对于传统中医学造成了巨大的冲击，近代的医药交流也进入了前所未有的兴盛阶段，不论是在交流的形式，还是在交流的内容上，都与此前有了巨大的改变，这种交流不仅在当时，而且对于今天医学格局的形成和医学事业的发展都造成了巨大的影响。

（章原　宋欣阳）

近代医疗技术的交流

众所周知，中医学与西医学分别产生于异质的文化土壤。从文化交流的角度来看，两种异质文化相互接触的话，最容易传播和渗透的往往是表层的文化形态，如工具、物化技术等，而思维方式、价值观念等则相对而言，穿透力较弱。

西医作为西学的一个分支，蕴含着丰富的西学信息，通过西医，人们既能看到近代技术器物层面的文化，如手术刀、显微镜等，也能够看到西医背后所蕴含的思维方式、价值观念等深层文化的内涵。因此不难理解，近代中西医学在碰撞、交流的过程中，技术层面的交流无疑最能体现出两者差异，同时也是最容易被一般人最先认知的部分，虽然其属于浅层的文化形态，但却因为交流方便，而容易被人们所感知。

一、西医技术的传播

近代以来，西方医学迅速发展，与多个相关学科研究的突破性进展密不可分：如细胞病理学说及细菌学的发展对疾病原因提供了更准确的说明，化学研究带来了麻醉药和消毒化学剂的发明提升了西医外科手术的安全便捷，听诊器、血压计、体温计以及一系列光学器械的应用推动了临床医学的进步等。从一定程度上来说，西医在近代中国得以立足，很大程度上是依赖这些技术以及器械赋予他们的优越性，从而塑造了外来的西方医学优于传统中医的刻板印象。

近代西医学的发展与技术的进步直接相关，这从沪上西医院设备不断更新的历程中便可略窥一二。

上海开埠后，西医医生开始从海外引进木听筒、体温针以及刀、剪、钳、镊、钩等简单西式医疗器械来提高诊治效率。随后，在西方医疗器械的更新中更是紧跟技术发展潮流。如 1906 年，同济医院得到国际友人的大力资助，得以率先从德国进口手术器械、电动工具和显微镜等，在上海医疗界引起轰动。1922 年，仁济医院更是首家从欧洲引进 X 光机，为同行所羡慕不已。此后，一些医院发现这些先进的医疗器械确实为医生的得力助手，纷纷开始加快现代化进程。财大气粗的医院从国外引进，经济相对拮据的医院则陆续开始使用国内厂家制造的注射器、电疗器、太阳灯、水浴、烘箱、高压蒸汽消毒器等简单小型诊疗设备。1936 年，中山医院在建院初就配置了上醚机、心动电描器、X 光机、显微镜等检查、检验、手术设备。抗日战争胜利后，各市立医院还获得了联合国善后救济总署援助的临床、检验常规设备等剩余物资。如澄衷肺病疗养院仅有的一台 10 毫米 X 光机，公济医院、仁济医院和广慈医院的大型、深度 X 光机和高倍显微镜等。

近代，西医技术在上海传播的例子数不胜数，但从时人的反应以及持久性来看的话，或许在如下两方面最为典型：一是引进"牛痘"技术来防范天花病的大面积传播；二是西医外科手术在割治重症中展现出传统中医难以比拟的优势。

1. 牛痘接种

种痘术是针对"痘疹"或"天花"之疫而发明的预防手段，属于预防医学的一部分。在种痘术发明之前，患天花之人，十死八九。即使痊愈，也难免留下瘢痕，影响容貌，给人们的生命、生活带来了严重的威胁。

1796 年，英国医生爱德华·詹纳偶然发现了天花的有效解决之道——牛痘接种。1900 年，《申报》曾对詹纳发明牛痘一事进行过如下介绍："见货牛乳之贫家孩独不患痘，颇异之。既而细察牛乳头有小蓝泡，始悟其理。爱取泡中浆水向孩童臂上种之。后虽天花盛行，此孩并不传染，乃推衍其法行之各国，皆称良焉。"

事实上，在牛痘接种传入之前，中国人早就有了预防天花的方法——人痘接种，约始于明穆宗时期，即在16世纪中叶。《医宗金鉴》记载，中国的人痘术主要有四种：① 痘衣法：将痘疮患者的衣服给需要接种的人穿，以引起感染；② 痘浆法：用棉花蘸上痘疮的浆液，塞进被接种者的鼻孔；③ 旱苗法：将收集的痘痂阴干研成细末，用细管吹入被接种者的鼻孔；④ 水苗法：用棉花蘸上水调的痘痂细末后，塞入被接种者的鼻孔。但是由于从人身上获得的痘苗是真正的天花，其危险性很高，且施种后的恢复成本也相当昂贵，所以只有少部分经济条件很好的富贵之家才会选择给孩子施种人痘。

牛痘接种在19世纪初东传，约在1806年传至南洋吕宋岛，渐传至澳门，而华人始知其术，只是当时习之者尚鲜，人们对此仍然将信将疑。在牛痘接种引入上海的最初几年，市场十分有限。1869年上海道台徐宗瀛发布告示，鼓励当地人到城隍庙医院或租界外国医院接种牛痘，晓谕接种人痘在租界是禁止的。但对于这一无关痛痒的布告，其实际约束力几乎为零。据当时报刊报道，1872年赴牛痘局者，"小人"二千五百五十八名，此数虽于往年较多，但可惜的是华人不信此法。

由于天花的传染性，为了保障在沪西人的健康，西方在华机构不得不考虑更加行之有效的应对措施。从《申报》来看，西医院开始大量刊登公益性广告，免费为人种植牛痘，甚至还给前往种植的人发钱。据统计，在1873年春夏间，《申报》曾连载"法国工部牛痘局为人种痘"的告示50次之多。告示中称前往种痘之贫困者可得钱三百文，作调养之费。《申报》主编亦多次发表评论，1874年、1875年围绕牛痘的头版头条各3则，分析牛痘之利，并举名人实例，如李鸿章一家均信牛痘，五人皆种牛痘，无一人有事云云，以此来增加说服力。

在牛痘术推广的过程中，上海医界也不甘示弱，各种牛痘施种场所和形式纷纷出现。鉴于法国牛痘工部局、西医院的种痘方式较为有效，1883年上海人在新闸路一带设置的保婴局也开始仿照法国工部牛痘局的方法，施种牛痘，对前来种痘的贫困家庭发放补助，每个婴儿发放一百文。比法国工部牛痘局更独特之处在于保婴局表示还可以请医生到接种者家中施种，以便适应上海人传统的就诊习惯。

在中外有识之士的大力宣传科普预防接种知识，努力突出牛痘接种安全简便的优势下，越来越多的人开始摒弃人痘转而接种牛痘。往时信者绝少，唯贫困无力之人赴局求种。近则人知此法有利无害，就种者日甚一日。为此，仁济、体仁、同仁等医院扩大施种范围，不仅在本院设点施种牛痘，而且还在城外施种，并将施种时间一增再增。1877年正月廿八，仁济医院将施种牛痘的时间定为周一、周四两天，两个月后即改为除周日外，每隔一天施种一次。根据《申报》转载的仁济医院清单统计，仁济医院1872～1873年种痘者有2558人，1876～1877年有3982人，1877～1878年有9000人之多，其中城内种痘3833人，城外种痘5000余人。时人将同仁医院施种牛痘之初与日后接种情况作一对比，道施种牛痘初一二年，民间往者每年不及二千人，后则月增岁益，每岁将及四千人。

纵观清末《申报》中关于牛痘的信息，大量刊载见于1872年创刊至1883年之间，1883～1894年相对较少，1894年又开始增多，但与1872～1883年终不可同日而语。1872～1883年间，《申报》关于牛痘的信息，形式有论说、新闻、广告，内容涉及牛痘的来源、牛痘较人痘的妙处、牛痘施种广告、施种盛况等内容，且大篇幅的论说多集中于阐明牛痘较人痘之精妙，劝说人们接种牛痘。查阅档案资料可以推知，当时对牛痘的集中报道是有一定原因的。1870年代，上海公共租界内天花盛行，由于华洋两界之间相对自由的人口流动以及上海本身人口的高流动性，使得一些寓居在上海租界内的外国人感染天花，死者较多，这迫使工部局不得不在上海广行施种牛痘疫苗。1883～1894年，牛痘的相关信息减少并不意味着牛痘已经被淡忘、摒弃，反而恰恰说明了人们在接种牛痘这件事上已经基本达成了某种共识。自1894年，关于牛痘的论说类文章再次出现，相关新闻、广告有所增加。原因也在于这一期间，天花再次流行。根据上海公共租界工部局的统计，1892年12月至1893年2月中旬，公共租界内虹口和英租界因天花而丧生的中国人共计116人，西方人天花患者共计9人，死亡3人。对于天花的此次流行，时人对牛痘的认识相较于1870年代，也更加深刻与理性。如此时的论

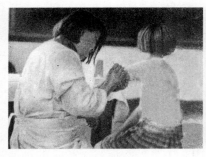
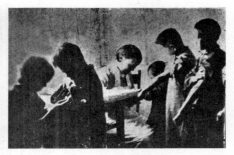

图 2　牛痘接种 　　　　　　　　　　　　图 3　牛痘接种

［《卫生月刊》，1934，4（5）：10］　　　［《农民》，1931，6（30）：5］

说性文章相对于 1872～1883 年，所传达出来的信息不再是纠结于牛痘、人痘的孰是孰非及宣扬牛痘的精妙，更多的是对牛痘本身及接种过程的全方位认识。

牛痘接种低危险性、不留瘢痕的优势深得人心，从无人接种，仰赖广告宣传，到万人空巷，大家抢着接种，这一转变过程正代表了西医学在中国民众中的被接受的轨迹，更体现了民众医疗观念在潜移默化中的转变（图 2、图 3）。

2. 西医外科手术

近代西医传入的过程中，西医外科之效验起到了重要的作用。以至于当时人们在进行中西医的比较时，几乎形成了西医长于外科的刻板印象。如《申报》上曾刊登《论中西医学有所不同》一文，明确提到："西医治外症较灵于治内症，此则不磨之论耳。"而类似褒扬西医外科手术的评价在当时的报端屡屡出现。而西医大胆且有新意的治疗方法不时带给时人不少冲击，《申报》1878 年 11 月 28 日一则报道介绍了"种皮"术："西国医生每有创新以活人者，西报所记近事一则，犹可异焉，试译之以供众览。美国近有一女子年二十二岁，一日往机房观览，忽为机器拽住其发，霎时间揭去一半，连耳面皮一并揭去。急延医看治，一医因创为种皮之说。"此事刊载不久，《申报》主编就发表评论感叹"西人之精于格致"。

西医外科手术之所以在当时能引起"效验如神"的惊叹，与19世纪中叶以后解剖学的发展和麻醉法、防腐法和无菌法的应用等技术的发展有着密切的联系。当麻醉防腐灭菌等关键性技术在西方取得突破性成就之日，也正是西方医学传入中国之时，这些技术作为外科学中的重要组成部分，随之迅速引进中国。

中国传统医学分类中，中医外科起源甚早，到了汉代，它初步形成了一个独立的学科。在长期的发展中，中医外科取得了长足的进展与诸多有意义的成就，如麻醉术的创用等。但是由于解剖学的欠发达和麻醉、消毒、止血等技术的不足，限制了中国外科手术的进一步发展。在近代进行手术时，基本上都是采取简单的手工方法进行切、割、缝等。同时，由于医生社会地位低下，从医人员文化水平普遍不高，且多取于经验，手术过程中存在较大的风险。而到了近代，中国医界从医人员更加鱼龙混杂，医学甚少创新，在外科方面已经远远落后于西方。随着传教医生的到来，西医外科以其迅捷的疗效在中国社会逐渐推广开来。

西医外科手术被中国人普遍接受也经历了一个从畏惧到信服的过程。事实上，在一开始，接受西医外科术的多是劳苦大众，由于经济条件的限制，患病时往往看不起病，而当时西医院大多有教会背景，进行治疗大多免费，因此，西医院也就成了他们在患病时的无奈选择，特别是有急重的外伤时，他们只能选择西医医院。而西医外科收效的迅捷，使得其名声在上海民众无意或无奈的选择中名声大噪。如《申报》上关于西医报道的标题往往是"西医神技""医术惊人"等，其态度不言自明。综合当时《申报》的关于西医外科的案例报道，可以发现，西医外科手术在割瘤、割治石淋方面的成效为时人广为认可，甚至出现慕名求治者。如《申报》中记载：一上海宝山县人因腰间生一大瘤，屡次找中医名医都束手无策，因而向仁济医院求治，西医医生看后却说这并不难治，然后用锋利的手术刀将周围的皮肤渐次割开，切除后治愈。对此文末评论道"中西之医虽微有不同，然治外症则西医似较爽捷"。另有一则"妙手割瘤"记载：一乡下女子患一大瘤已6年有余，后来因为江湖医师的误割而导致生活无法自理，苦不堪言，偶然间有人向她推荐说，西医素来擅长刀法，何不前去试试。女子被送到西医医院后，瘤被成功割去，且不影响其生活。1873年《申报》记载：一个剃头店伙计因患小腹疝气疼痛难忍，竟用剃刀自割肾囊，血流不止，人已昏厥，有不救之势。店主决定将其送至西医医院。经西医验视称尚可活，遂将其人缚诸于椅，肾囊为之纳进，缝口之后用药封固，后很快平复。除《申报》外，1874年《点石斋画报》也有介绍西医"妙手割瘤"的详细图文报道。

随着西医外科的声名鹊起，手术室及手术器具等新鲜事物也开始进入人们的视野。如《申报》在《同仁医院落成记》的报道中有细致介绍："割治重症处，见奏刀时患者所卧之具以铁冶，就外传亦有蒙以熟皮者，旁置一铁匣，中有械。炉可热火，叩之曰，用以烘刀钳，以杀微生物。有玻璃器二，外通橡皮管，则喷伽布匿水，以解毒气者。右壁置洗手盆二盆，上设机括，触之则水自壁间出一热如沸，其一则清泉也。隔户一室，则为置医具处有玻璃橱，分数隔，其中为刀、为钳、为镖、为铗、为凿、为锥、为针、为环，有管以导小便者，有圈以正子宫者，有灯以灼咽喉者，有电以通脉络者。他如显微镜、取暖之炉、量水之杯、平药之秤，新奇精巧，几不能名。"又如1895年《申报》刊载了名为《医院治病记》的文章，将作者本人在同仁医院住院诊治的全过程进行了详细的介绍，文末作者写道："虽手法之精，亦器具之妙：五官可补，四肢可接，腹患可以内开，肤裂可以线补。真有夺造化之妙用。"

中国传统医学在诊治患者过程中，往往以望闻问切为事，很少应用医疗器具，也鲜有医疗器具的发明。西医传入后，医疗器具在诊治过程中所发挥出来的巨大作用令时人大开眼界。西医则除察脉外，复有筒以听肺之盈虚，表以验身之冷热。其质几不可以目见者，则窥以显微镜。在治疗中，西医所运用的光学、电学仪器也引起不小反响。1898年12月9日，《申报》刊载《治疾不用药饵说》，介绍西国医生以光治狼疮一事：西国医生使用由丹麦医生芬森研究发明的"化学波"来治疗狼疮，他发现强力短波光照射能治疗由结核菌引起的寻常性狼疮。文章赞该仪器"推阐极精，制一简易之器，将日光或电光收而撮之，使浓射于狼疮上；

历试殊有奇功。"可见，在时人眼中，西医的精妙很大程度应归功于其独特的诊疗仪器。当然，倘若中西医学的差异仅在于器械层面的话，那么近代中医只需要模仿照搬其物质层面的东西，借其为我所用，很快就能超越它。但事实上，医事制度、医患关系以及由此所引起的人们医疗观念等非物质层面，中西医学之间也存在显著差异，这些差异是很难在短时间内就能迅速消除的。

无论如何，西医外科手术治疗以其清晰明了的理论依据、确切的疗效在近代逐渐赢得了中国百姓的信任，也成为西医学在中国传播的最佳示范样本。

二、中医界对于西医技术的探讨

面对挟带着技术优势席卷而来的西医，中医界感受到浓重的危机意识，开始了多方面的探索与比较，试图找到合适的应对之道。中西医汇通与合参之所以在近代盛行一时，正是中医学面对强大的西医学的优势，不得已而为之的选择。

其中，关于西方先进医技的讨论无疑是其中的一个热点领域，相关的观点颇多，全盘肯定与全面否定者皆有之，其中较为折衷的观点包括西学中源与中西汇通。

对于西学，在近代"西学中源"说曾盛行一时，如郑观应在《盛世危言》中就多次将"中学"与"西学"逐一比附，从而得出了这样的结论："天算、地舆、数学、化学、重学、光学、汽学、电学、机器兵学诸学，无一非暗袭中法而成。"医学领域也有人这样分析西医，认为"神乎其神"的西医技术大都是受到中医所固有的技术的启发，是本源于中国的。如朱一新在《无邪堂答问》中说："医学则中国针石之技，久而失传，西医擅长在此。其内科之学，远不如中国。"这种思路不但晚清曾流行一时，即便是到了民国也同样有很大的市场。如1923年《上海中医专门学校恒星社医报》曾刊登署名为吴弗生的文章《西医之技皆中医所固有说》（见图4），便围绕着"西医之技皆中医所固有"而大做文章，认为西医的方法其实在传统中医中都能找到它们的影子。如切除肿瘤、截肢易木、剖腹产之类方法均在传统中医中已经采用。如古有俞跗治病不用汤液，割皮解肌，扁鹊剖胸易心，淳于能解颅以理脑，元化能刳腹以浣胃，文挚恣期以瘳危困，仲景穿胸以纳赤饼……这些都是中国古代精于解剖的医生。另外人们被西医的针法所折服，用针刺入患者的筋骨之间，将药水从针管注入，病就可以痊愈。这种方法看似神奇，实则不如中医对针的运用来得绝妙。文章并引徐秋夫为鬼针刺治病、徐文伯针刺催产的轶事为例，说明中医针刺技术在古代便已有确切的疗效（图4）。尽管作者引经据典、洋洋洒洒写了很长的文章来论证自己的观点，但其论证

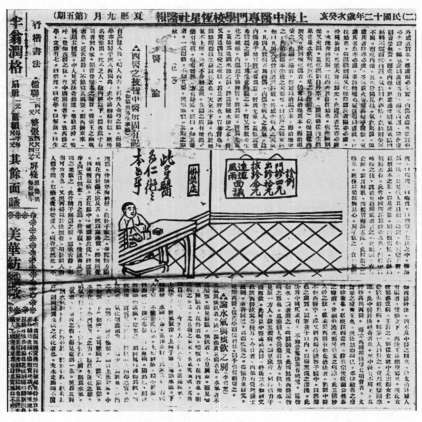

图4　西医之技皆中医所固有说
[《上海中医专门学校恒星社医报》，1923（5）：1]

近代医疗技术的交流

47

中的逻辑错误和牵强附会之处一望可知，作者对于西医的粗浅理解与中西医的生硬比附只能视作是特定时代条件下的产物罢了。

与西学中源相比，中西医汇通的观点显然要客观许多，影响也要更大。总体来看，持这种观点的学者大多对于西方医学在技术方面的优势予以承认，并主张取长补短，在中医临床诊疗中应该合理吸收、采纳西医的技术，以求取得更好的效果。

如近代名医张山雷精于外科，著述颇丰，其外科代表作《疡科纲要》（1917年）说理透彻，融会中西，所述方药切实可用，对后世影响颇深。值得一提的是张氏在书中试以西医理论阐释病机。书中所载"锌氧油膏""樟丹油膏""水杨油膏"，既用西药锌氧粉、水杨酸及软膏基础剂凡士林等，亦用中药东丹。梅冰之属，此外如碘酊、石炭酸等西药均收载入书，在"洗涤诸方"中对消毒灭菌亦颇重视。又如痔科名医林墨园（1898—1974），系浙江平湖世医，少随父习痔科，先悬壶于乡邑，后转至沪上开业。精于痔科，医治痔瘘以传统或线疗当为主，早年即采用西药局麻醉，改进手术方法，缩短疗程，提高疗效，名噪一时。再如著名伤科专家王子平认为，只有广泛吸取新的知识，才能发展中医伤科学。他非常重视西医的骨骼解剖及其肌肉、韧带的有关知识，他所倡导的手法治疗要重视点、面、线的结合，就包括了肌肉群、肌肉起止点及韧带的有关知识。由于王子平能够吸收西方医学长处，融于传统骨伤科医学体系之中，故其临证颇为有效。

中西医治疗技术的融合不是简单的叠加，而是要为患者提供更多的选择余地，在优劣比较中，两优择其甚，两劣权其轻，为患者找到最为合理有效、损伤最小的治疗方法。如1929年《中医杂志》刊发的文章《融合中西医学之我见》持论颇为公允，该文认为判断中医与西医诊治方法孰优孰劣应该平心静气地思考其各自的特点。中医诊病用望闻问切的方法，通过现象就能知道疾病的内在机制，是一种注重理想的方法。西医诊病用精巧的诊疗仪器，探求疾病的病灶所在，是一种注重实验的方法。然而理想是由实验而来，实验是由理想而得的。如果能够选用中医的优势，例如似痰非痰、虚中兼实、实中兼虚的疑似病是西医用仪器所不能探查解决的。同时结合西医的特点，西医通过仪器探查病灶的方法比中医望闻问切的空虚理想化显得更有把握、更有说服力。两者互补融合则可达到更佳的诊治效果。对于药物而言，中医按病用药，西医用药治病，譬如治疗痰。中医分肺金燥痰用贝母，脾土湿痰用半夏，顽痰用礞石，火痰用芩连。而西医治疗痰，统一采用杏仁的提取物。中医治疗热病，分在表用辛散的药、在里用苦泄的药，热在经络上焦下焦均可用对应的药治疗。而西医治疗热病，不论邪气的虚实轻重都用安知必林治疗。据此可看出中医用药的特点。但西医有药物起效快的特点，如果人体受到重大的损伤或一切危险的疾病，中医往往束手无策而西医可以使用手术的方法，这是西医所擅长的地方。可见中西医用药治疗方面均有优劣，可以互补（图5、图6）。

尽管关于西方医学技术与中医的结合与否，以及如何结合是近代医学史上长期争议的问题，但客观上来看，西方医学技术的普及程度与医疗器械的不断更新则是不争的事实。进入20世纪，诸如X线等物理诊断技术的传入，引起医学界的广泛重视，当时在上海等大城市里有条件的中医骨伤医生，都尽可能地吸取X线诊断知识，利用X光拍片来诊

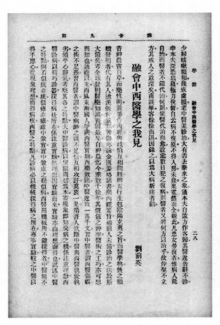

图5　融会中西医学之我见（一）

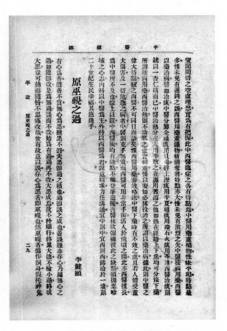

图6　融会中西医学之我见（二）

断疾病，大大提高了骨伤病诊断的准确性。同时传统的诊断技术仍有着广泛的实用性；正如 20 世纪 20 年代悬壶上海的伤科世医传人魏指薪（1894—1984）所言"X 线摄片是重要的，必须的，但不能完全依赖它。有的骨裂或骨错缝，在 X 线片上由于摄片时的体位关系或其他因素等，往往不能得到正确的反映。"而魏指薪则能结合丰富的临证经验用触摸的方法予以诊断。可见，中西医在骨伤学内的碰撞是和缓的，中医既注意吸取西医之长，同时也注重发挥中医骨伤学几千年丰富经验之优势，这样和缓而理智的碰撞，为以后骨伤科中西医结合的发展提供了一个良好的范例。

三、西人对中医技术的探讨

从跨文化相遇的认识逻辑来看，医学交流是知识的双向流动的过程。西医技术的输入中国引发了极大的关注和争议，那么，那么对西人来说，面对传统中医学的诊疗技术又是如何看待和探讨的呢？

在明末清初来华的传教士们，在实地接触到中医的诊疗技术的时候，并无贬抑之意，反而表现出了某种程度的兴趣。特别是中医的脉诊技术更引发了西方的极大兴趣。意大利传教士利玛窦（Matthieu Ricci）认为："他们按脉的方法和我们的一样，治病也相当成功。一般说来，他们用的药物非常简单，例如草药或根茎等诸如此类的东西。事实上，中国的全部医术就都包含在我们自己使用草药所遵循的规则里面。"1671 年第一本中国诊脉著作在欧洲翻译出版。向欧洲介绍中医方面做得最多的是曾担任过王室御医的波兰耶稣会士卜弥格（Michel Boym），他翻译了中国诊脉的著作，在以他的名字出版的《中国医药概说》中介绍了一些中药品种和中医处方。一个为东印度公司服务的德国医生克来叶（Andreas Cleyer）在 1682 年出版的译著《中国临床》中节选了《王叔和脉诀》《脉经》《难经》和《黄帝内经》等中医经典。此书使英国医生福劳业（John Floyer）受到启发，发展出一种结合西方和中国诊脉经验的诊断新方法。

郭实腊 1837 年发表了《中国人的医术》，赞扬了中国人的诊脉和草药知识，但又批评中国人"对解剖的无知，外科的无能，在急救时几乎毫无用处"。

针灸学认为身体内的器官与皮肤息息相通，在外部略施刺激，内部的疾病就能治愈。西方对这一奇特现象也早有关注，并对其机理展开研究。19 世纪初，法国人曾举行与针灸相关的探讨会。1820 年巴黎医科大学教授威尔克拉格就身体内部器官与皮肤若干部分感触的联系做种种试验。之后丹狄医士将试验结果著为《针灸学》一书。他的试验次数虽然很多，但试验方法存在问题，所以最终的结果并不理想。针灸仅刺激皮肤，而他在试验时用力过重，往往刺穿了受病的器官。

大致在这一时期，传教士和受其影响的西方人对于中医的态度还是较为友善的，起码保持着平视的眼光。但随着近代西医学的快速发展，西医的知识结构已经发生了深刻的变化，西方人对包括诊疗技术在内的整个中医学的评价开始走低。

在西人的眼中，中医学一个弊端是缺乏以解剖学为基础的人体器官和生理学知识。如合信（Benjamin Hobson）在《全体新论》的序言中批评中国医学缺乏以解剖学为基础的人体知识："施医之暇，时习华文，每见中土医书所载骨肉脏腑经络，多不知其体用，辄为掩卷叹惜。夫医学一道，工夫甚巨，关系非轻。不知部位者，即不知病源；不知病源者，即不明治法；不明治法而用平常之药，犹属不致大害。若捕风捉影以药试病，将有不忍言者矣。"英国人德贞（John Dudgeon）担任过北京的英国伦敦会医院的外科医生，还被聘任为英国驻京使团的外科医生和同文馆的解剖学和生理学教授，对中国医术有所了解，他认为中医缺乏正确的人体知识，很多理论基于猜测和附会。美国传教士博恒理（Henry W. Porter）也提到与中医大夫探讨过人体内部构造，但中医"所言皆出臆度"，中医著作"所言经络脏腑，诸多舛讹"。在天津行医的英国伦敦会马根济（John K. Mackenzie）的说法更苛刻，认为中医"关于解剖学和生理学的知识几乎等于零，他们以荒谬的理论来代替这些准确的知识"。

以外科手术为自豪的西人还对中医的外科技术进行了无情的指摘。

1838 年郭雷枢在美国费城发表题为"中国医务传道会"的演讲，其中便提到"中医的医疗充满了儿戏般的迷信；即使是富人也无法得到外科手术的治疗，因为他们不懂得任何外科手术"。高德（Wm. Gauld）在1877 年的大会上说："在外科方面，医学传教士有一个完全属于自己的领域，在这里直接的、经常是迅速的效果使中国人大为震惊，传教士在这方面的优势无容置疑。"中国医学中的外科经验在传教士眼中根本就不值一提。

至于中医学传统的"望、闻、问、切"，特别是曾一度被欧洲人推崇的切脉的诊断方法也在近代遭遇到了无情的批评。雒维廉（William Lockhart）认为，无穷无尽的解脉种类多为空想。合信认为：对于血液循环，中医"迷惑不解，错误百出"，不知静脉、动脉之分，对心脏的真正功能一无所知，也不懂得血液在毛细血管和肺中的变化。德贞说："尝读中医脉书，云五脏六腑十二经脉，以五脏六腑计之，其数十一，不符十二之数，中医多强名牵合，有指为包络膻中者，有言应命门三焦者，聚讼纷然，指无一定，无非牵合臆断，以足十二经之数。"

1877 年在上海召开的第一次新教在华传教士大会上，嘉约翰从医学和药学的理论、临床实践、医疗体制和政策管理等方面，几乎彻底否定了中医的存在价值。他提出东方民族的医疗方面的 9 个问题：第一、对解剖学和生理学彻底的无知，而且还用荒谬的理论来替代真正的知识；第二、对疾病本质的无知，把疾病起源归因于并不存在的原因，以五行和阴阳说来解释病情；第三、在很大程度上对药物性质的无知；第四、外科是极其原始和残忍的；第五、产科不仅谬论盛行，而且一旦病情紧急急需手术时，要么手法野蛮，要么不知所措，"在中国这样一个人口众多的国家，如果今天能拿出一个百年的统计数据，那么一定会披露令人恐怖的受折磨和丢了性命的人的数字"；第六、迷信的思想和行为主宰着所有未经启蒙的民族的医疗并使其误入歧途；第七、对儿科卫生和儿科疾病的无知；第八、完全没有卫生法规；第九、没有照顾病患的慈善机构。

当然，不同的声音总是存在，传教士医生中对于中医也有持较为客观的态度者，尤其是进入民国之后，政治、社会环境的变化以及教会医学院的发展为传教士对中医的深入研究创造了条件。部分传教士开始能够以较为"同情的眼光"来看待中医的技术与理论。如 1911 年美国圣公会的吉佛瑞（W. Hamilton Jefferys）和马雅各合作出版了《中国的疾病》一书，书中一开始便说："提到中国的行医，这不仅仅是一个学术话题，而是我们必须有一个清楚的认识和对这个国家本土的医疗实践有一种适当的欣赏，在这一点上，我们指的是其医药和外科古老的经验实践，它在历史上的地位、价值和缺点及其与科学的医学的关系。"也有西方学者专注于研究中国累世相承的针灸法。据上海近代刊物《春温新释》记载，西方针灸学者法国外交官苏里耶·德·莫朗于 1906～1909 年在法国驻云南府（今昆明市）领事馆任副领事期间，曾关注、学习、使用过针灸，回国后从 1927 年起向法国医生传授针灸临床技术。由此，西方针灸具备了可被观察的临床形态，并开始了从法国逐渐向整个西方世界的传播。苏里耶在 1939 年出版的《中国针术》前言中讲述了自己学习针灸的经历。

总之，近代上海由于其独特的城市地位，在医疗技术方面能够紧跟世界的潮流，在很短的时间内便引进医疗领域的新的技术与发明，这为医疗技术的交流提供了良好的空间与平台。而医疗技术的交流虽然是双向进行的，但是显然中医界对于西方医疗技术的吸纳更为主动与积极，诸多有识之士都在努力探索融合中西技术的途径，并取得了一定的成绩。

（章原　宋欣阳）

近代医疗技术的交流

中医药的对外传播

在民国时期，由于前清积弱积贫的社会现状并未扭转，整个社会向西看的趋势没有变，"德先生""赛先生"的呼声愈演愈烈，中国传统文化处于全面弱势地位。尽管如此，依托五千年的深厚积淀，以及庞大的人口，中国传统文化依然具有旺盛的生命力。随着对外交往的扩展，以中医药为代表的中华文化依然在向外传播。从现存的资料中我们可以追寻这些历史的痕迹，并感受到中医药的韧性以及中华文化的顽强。

从对外流传的方向来看，近代中医药的外传可以分为三大方向：① 日韩方向；② 东南亚方向；③ 欧美方向。而从流传者的角度看，中医药的对外流传可以分为中国人和外国人两种途径。前文概述医学交流历史的时候，我们已经从区域交流的角度阐述，那么本章将从流传者身份的角度来看待中医药的外传，因为不同文化背景的人，在传播中医药的过程中会从自身角度出发，而有不同的特点。

一、海外中国人对中医的推广

在世界文明史上，古老的四大文明，尼罗河文明、两河流域文明、恒河文明、黄河文明中，其余几大文明或消失或衰亡，唯有黄河文明得以流传千年而长盛不衰，除了文化本身的特质之外，庞大的人口是一个重要的因素。特别是近代以来，中国国门被打开，一方面是国家的苦难，另一方面却是对外交流的增加，导致大量人口移居海外，中华文化随之在世界范围内广泛传播。中医药作为中华文化的重要元素，也跟随着人口的海外移居而传播。

近代华人移居最多的地方当属东南亚地区，据 1947 年的统计，东南亚地区华人总数约为 850 万，相对于当地的巫医和印度土医，中医药属于先进的医疗方式。据 1936 年泰国卫生厅的统计，暹医数量仅及中医的十分之二[1]，在当地最有名望和最受欢迎的医生常常是来自华医，甚至连泰王医疗队伍里也有华人医生。因此，从一定意义上讲，在西医进入东南亚之前，中医药已经成为东南亚地区共享的医疗资源。

在日本，华侨医生何钦吉在宫崎县都城市以医为生，他编写了不少医学著作，被誉为都城地方的"医学鼻祖"。

在美洲，中医的影响深入到当地社会，梁启超撰写的《新大陆游记》中说道："西人有喜用华医者，故业此常是以致富。有所谓王老吉凉茶者，在广东每帖铜钱二文，售诸西人，或五元十元美金不等云，他可类推。"[2]"华医在美洲起家至十余万者，前后殆百数十人，现诸大市殆无不有著名之华医二三焉……所用皆中国草药，以值百数十钱之药品，售价到一金或十金不等，而其门如市，应接不暇。"[3]另有俄勒冈州约翰迪（John Day）市行医的华侨伍于念，在 1918 年全球性流感时，用中医救治了很多病人，被当地人誉为"神医"。1952 年他逝世时，当地政府降州旗及市旗以示悼念。其生前住宅及诊所被辟为展览馆，以纪念华人对当地所作的贡献。

在澳大利亚，梁启超记载的"安利医生"岑祥、岑元兄弟俩凭借行医"致富三百余万"，阮生福先后在巴拉雷特和墨尔本开设中医诊所，深受当地人欢迎。

近代一些出国留学的中国学者，在学习西方现代科学知识的同时也将中国传统医学文化和技术带到世界各地。例如：上海松江泗泾镇人陈克恢，他将中药引入到现代药理学研究的视野中，从 1920 年在美国威斯康星大学和约翰霍普金斯大学攻读生理和医学博士学位开始，他研究中药先后达 30 余年，他从麻黄中分离出麻黄碱，并发现了麻黄碱对心血管

① 翁时雄. 医药调查：暹罗医药进展之概述［J］. 中医科学，1937，1（10）：733-734.
② 梁启超. 新大陆游记［M］. 上海：商务印书馆，1916：176.
③ 同上，72.

的类肾上腺激素样作用，据此开发了大量药物。此外，他还研究过蟾蜍、汉防己、元胡、吴茱萸、贝母、百部、夹竹桃、羊角拗、常山等中草药。这些工作使他成为国际药理学界的一代宗师。

近代中医学的对外传播，从华人在海外推广中医的方式来看，主要有成立中医药团体、创办期刊、创办医院或者独立行医等。

1. 海外中医药团体的建立

民国时期，特别是中医废除案出台后，使得东南亚中医界认识到，为继续生存，必须以集体的力量进行抗争。"然而推进之道多端，组织实为首要，苟无组织，则无共同研究之机会，亦乏贡献之途径。所谓推进学术云者，亦属空谈而已"① 因此在海外各地一些中医药团体陆续成立，旨在协调当地中医药从业者行动，如维护中医权益，增进学术交流等。

东南亚各地纷纷成立中医药组织，开展学术沙龙。以新加坡中医药联合会为例，梁少山等人召集医药两界，决议成立联合会。"我新加坡华侨之中医中药同人，惊国粹之沦亡，国产之废弃，国民生命之靡托，大多数人之颠连而无告也……团结医药两界，组织此联合会"。②

1929 年在新加坡成立了新加坡中医中药联合会。1946 年又成立了新加坡中国医学会，后更名为新加坡中医师公会③。该会先后建立中华医院、中医学院、中华医药研究院、中华针灸研究院等。

其余如：

1924 年马来亚华侨在柔佛邦的麻坡市成立中医药研究所④。

同年在马华侨又在吉隆坡成立中医药研究所。

1929 年 4 月，吉隆坡药商会召开中医中药界临时大会，会议集中了马来亚各地区的医药界代表共 68 人。

① 王治平．纪念中医节应如何推进中医的学术［J］．医药之声·特刊，1940：7．
② 黎伯概．新加坡中医中药联合会成立记事［J］．医药月刊，1930：3．
③ 李晓峰．东南亚四国中医发展析评［J］．环球中医药，2009，2（5）：385-386．
④ 梁英明．近代马来亚华人移民与文化交流［A］，亚非研究：第4辑［C］．北京：北京大学出版社，1994．

1931 年槟城中医联合会成立，后于 1934 年 7 月联合当地中药业成立中医中药联合会。1936 年 3 月该会经当地政府正式批准成立。

1945 年，吉隆坡中医界同人廖沛如、黄守濂、曾家炎、饶师泉、岑君任、许第才、王进洪、叶苏伯、罗可人等成立筹委会，同年 12 月召开成立大会，定名为"雪兰莪中国医学会"，罗可人任总务。

1948 年 11 月 2 日，马来亚中医师公会假《中国报》创刊《医学周刊》，致力于阐扬中医药的优点，该刊一直持续到 1971 年 1 月 14 日停刊，共出版 1 104 期，历时 23 年。

1927 年在泰国首都曼谷成立了中药业的工会团体，泰京联华药业工会。

1929 年成立暹罗中医药联合会，1930 年又更名为"泰国中医总会"。

1922 年菲律宾成立中医师公会。

1929 年，菲律宾中华药商会成立。

1934 年 12 月，在菲律宾殖民当局打压中医之时，菲律宾中医药团体决定向国内寻求支持，公推吕丽屏等 4 人回国请愿，"请以外交手段，提出抗议"。国内中医界"迅电驻菲华领交涉，以维持国医国药在国际地位平等"①。代表等经上海抵达南京，他们请求南京国民政府及中央国医馆向菲律宾当局提出严重交涉，撤销取缔旅菲中医办法，并提出要在马尼拉设立国医分馆。

海外中医药协会的成立，另一方面也是为了加强与国内中医药界的联系。例如：1929 年 3 月 17 日上海召开的全国中医药界集会当中就有港澳及南洋华人医药团体的参与。在这次中医药的抗争运动中，新加坡华侨名医王爱华、梁少山、曾有源、黎伯概等组织的"新加坡中医中药联合会"以新加坡中医药界的名义向南京国民政府提出抗议。黎伯概在该会的《筹备宣言》中说："我新加坡之中医中药同人……复感于国内医药各界反对之呼声，如此其激昂慷慨也，用是怒焉忧伤，继起讨论。"②

---

① 玉堂.由菲律宾中医呼吁言及今日中医之地位［J］.光汉校刊，1934（12）：8.
② 黎伯概.医海文澜［M］.新加坡：新加坡文化印务公司，1972：263-264.

2. 创办期刊

效仿国内中医药界建立学术团体、创办中医报纸杂志，海外各地的中医药界也开始办中医药报纸杂志。通过创办期刊，一方面整顿学术、宣扬学说，如新加坡中医中药联合会的机关刊物《医药月刊》，其发刊词明确指出，中医药的亡与不亡，主要取决于中医界自身的努力，创办中医杂志的目的在于"将以此刊发表其言论，彰著其道业，集中群力，以大无畏之精神向废医案者宣战，求得最后之胜利。"①

另一方面沟通联络彼此。如新加坡《医药月刊》刊文说"斯刊流布，不问遐迩，固将以发扬学风，通达声气，为侨友之观摩，作神州之贡献，宏道爱国，情在于斯"②通过期刊，将在海外的华侨联系起来，使之成为华侨与祖国联系的纽带。

1936 年创办的《医药之声》，其办刊宗旨也提到"志在宣扬医药的学术，鼓吹侨众对我国固有医药的信心。"③该刊中一篇署名玉堂的文章呼吁"苟不愿自甘落伍，受天演之淘汰，则当推究过去，努力将来，淬砺奋发，本古训为基础，辅科学以演绎，炎黄仲圣之道，方克发扬光大。"④他倡议医界同仁面对激烈的医药竞争，应当立足于中医的根本，积极促进中医学的变革。

近代由华侨创办的中医药期刊主要有以下几种。

《医药之声》

1936 年 12 月在马来亚创办，由医药之声社不定期发行。本刊编辑主任张见初，编者陈少明、张亦凡、田修德，广告主任陈文光。

主要撰稿人有李志宏、郑清华、张子斌等，设有医药言论、医药研究、医药丛话、医药新闻、医药余兴等栏目。本刊因第二次世界大战加剧被迫停刊，后于 1947 年复刊。

① 刘愿可．发刊词（二）［J］．医药月刊，1930（1）：6-7.
② 黎伯概．发刊词（一）［J］．医药月刊，1930（1）：6.
③ 编者．发刊词［J］．医药之声，1936（1）：1.
④ 张亦凡．中国医药源流论［J］．医药之声，1936（1）：15-16.

中医药的对外传播

该刊主要讨论中医发展的现状，研究中医理论和医术，刊载医案、验案、特效药，报导医药界新闻，普及中医中药治疗常见病知识，介绍中医中药在国外应用的情况。另外，该刊也登有大量名医照片，便于读者对良医留有印象。

刊载的重要文章有《中国医药源流论》《我界应有之认识》《中西医学的比较》《中医改进之问题》《使中医学术成为世界最完整之医学》等文章，论述了中医起源、地位、现状以及改进等问题。此外，该刊1947年复刊号中载有国民党政府颁布的"医师法"。

《医药学报》

1907年在日本千叶县创刊，月刊、双月刊，中国医药学会发行，医药刊物。

中国医药学会编辑，主要撰稿人有孙润畲、何焕奎、沙世杰、陈佩完、徐希骥、陈任梁、李定、毕寅谷等，主要栏目有学说、杂录、通信、通俗讲话、论文、史传、谈丛、译述、摘录、原著、卫生顾问等。

该刊以"输入新理，研究实学，谋求我国医界改革、药学进步"为宗旨。载文包括医药学理论，医学界时事评论，中外医药学说，载有《生理学》《卫生学》《西洋医学史》《医学上之国家观》《论鸦片始末与中国之关系》《论吾国急宜讲求公共卫生之政》等。

《卫生世界》

该刊创刊于1907年5月，出版地为日本金泽市。由留日学生为主的中国国民卫生会主办，月刊，每月月初发行。内容有个人卫生、公众卫生、学校卫生、监狱卫生、军阵卫生、海上卫生、警察卫生、工业卫生、家庭卫生、灾害卫生、卫生行政、卫生统计、医药一般等。

中国国民卫生会成员复杂，多为留日学生组成，也有国内人士参与。人员行业不仅限于医药行业，也有军警、工商、文化等行业人员。

《医学新声》

创刊于1946年，1947年11月停刊。雪兰莪中国医学会出版委员会编辑并发行，出版地为马来西亚吉隆坡，季刊。

该刊旨在介绍国医理论，研究各种病症，普及医学常识，刊载国医名家理论著作等。设有论坛、研究、针灸、验方、药物、介绍、文艺等栏目。该刊自第三期起，刊有"疟疾""麻疹""肺炎"等专号。

本刊可以分为几个板块。药物板块，对中医药中主要的药材如人参、常山、三七等的生长、制药、药性、药理各方面进行介绍。药物之外还有各种疾病的理论和疗法新探，如温病新说、腺病概说等。

虽为中医刊物，已经涉及中西医病理、理论、疗法等方面的比较研究，如国医和国药之检讨、国医科学化刍议、注射疗病法概述、戒鸦片烟之中西法等中西医问题的探讨。在"疟疾""麻疹""肺炎"专号中刊登疾病的病理、表征、治疗方法、新药等方面的研究介绍文章。还有医界消息介绍医学会大事以及会员动态，雪兰莪中国医学会会员玉照、医学相关法规转载。此外还有少量的文艺作品刊登，主要为古诗词和新诗。

《医铎》

1948 年 3 月 15 日创刊于槟城，1948 年 7 月停刊，季刊，北马中医师公会学术委员会编辑，北马中医师公会发行。

主要撰稿人为何约明、陈少明、孙崧樵、李星南等。主要栏目有言论、研究、专载、医案、杂俎、艺苑等。

该刊以"团结同道，观摩学术，发展保健事业"为宗旨。载文秉持"时代化、民族化"的原则，以中医药治验为基本，用科学方法的解释整理，提倡"唤起同道，踏上国内先进的路线，来革新中医药"。

主要文章如《糖尿病诊治概论》《体温之大略》《霍乱病综据中西医学之浅剖》《伤寒副型伤寒流行感冒之旧说与国药治方》《白血病》等文针对病症，用中医学说结合西方科学的方法进行仔细分析和研究，得出治疗方案；《今日之国药》《医药之将来》《敬告医药界同人》《释"医铎"》《革新是光明的大道》等文关注业内时局，报道当时医学界相关情况。并在"发明"栏目中对最新药物进行图文并茂的介绍。

该刊内容丰富，载有大量图片，是研究当时中国传统医学与西方医学结合并尝试进行变革状况的重要资料。

其他期刊还有《新加坡医学报》，创刊于 1901 年，为周刊，是该国最早的中医药刊物，内容包括：中医理论探讨、医话医案、临床各科等栏目。

《新加坡医药会刊》，1930 年 2 月创刊，1932 年 1 月停刊，由黎伯概、刘顾可主持。

《医药月刊》，1930 年 2 月由新加坡中医中药联合会出版，黎伯概主编。以研究医药学，发扬国术精粹，维护祖国医学合法权益为办刊宗旨。

《暹罗中医周刊》，1935 年创刊于曼谷，由泰国中医总会创办，内容以发扬中医药为主，并对中医疗法和保健作了详细报道。

另有新加坡《中医学报》，由新加坡中医师公会开办，具体创办时间不详。

这些海外中医期刊，一般设有中医基础理论、临床治疗、民间验方、卫生常识、医药信息等栏目，其中尤其注重中医药的科学性、中医药的权益维护、国内中医药信息等方面的内容。

3. 中央国医馆与海外中医药传播

海外的中医药传播，多由当地华侨发起，而专业团体机构主导的对外传播则以中央国医馆作用最为重要。该馆的成立宣言中就有"国医馆之任务……使东方代表之文化，普遍于大地"的阐述[1]。

中央国医馆自 1930 年在南京成立以来，不仅在国内各地都设立分馆，还在海外一些华人聚集的地区设立了分支机构。

1932 年 10 月在香港设立了第一个分馆，1933 年在澳门设立分馆。之后的 1934 年至 1940 年间，陆续在新加坡、北婆罗洲、菲律宾、泰国、美国（旧金山）、印度尼西亚（苏门答腊）等地设立了分馆。据现存文献统计，中央国医馆主要有以下海外分馆（表 1）。

---

[1] 中央国医馆宣言转载 [J] . 医药评论，1931（53）：51-55.

表 1　中央国医馆海外分馆

序　号	分 馆 名 称	馆长	副馆长	成 立 时 间
1	侨港中华国医分馆	黄业生	冯其焯、周仲房	1932.01.20
2	澳门国医分馆			1933.01.28
3	北婆罗洲国医分馆	曹梦尘	游思齐、曹龙庆	1934.01.26
4	菲律宾国医分馆	黄泉笙	苏必辉、庄霖生	1936.07
5	暹罗（泰国）国医分馆	陈寄虚		1936 筹备
6	中央国医馆驻荷属巴达维亚支馆	林庭槐	庄霖卿	1937.01.22
7	美国旧金山国医分馆	黄社经		1936.02.03 筹备
8	新加坡国医分馆			1940.04 筹备
9	秘鲁国医分馆	李介平		
10	安南（越南）国医分馆	王润之		
11	苏门答腊（印度尼西亚）国医分馆			1940.05

　　以中央国医馆驻荷属巴达维亚支馆为例，该会位于印尼东爪哇的省会城市泗水。当地有华侨约 3 万人，中医药在当地占有重要地位，有大量的中医师执业。但是当地没有相关的中医团体，"不知团结，恒遇意外"[1]，因此由当地华人洪英豪谋划组织中医公会。正值中央国医馆理事卢瀚如到泗水，随即成立了筹委会。至 1937 年 1 月 10 日，泗水中医公会正式成立。成立当日，中国驻泗水领事曹汝铨，国民党驻泗水支部，华人商会等各团体代表数十人出席（图 7）。经领事监督，党部指导，当场选出林庭槐、洪英豪、庄霖卿、李云阶、黄邦杰、陈德浚、林孝恂、李修五、陈肇丽为执行委员，饶怡生、黄永辉、谢少安、沈心吉、李楚航为监察委员。其中林庭槐为主席，庄霖卿为副主席，林双辉为名誉主席、名誉董事为傅可英。泗水中医公会作为中央国医馆驻荷属东爪哇医药界的唯一管理机关，又称为中央国医馆驻荷属支馆。在公会成立之际，国内一些政要及中医界名人先后为之题词，如：孙科、居正、何应钦、陈绍宽、王宠惠、邵力子、陈果夫、蒋鼎文、陈仪、焦易堂等。

....

① 南洋泗水中医公会正式成立［J］.光华医药杂志，1937，4（5）：38.

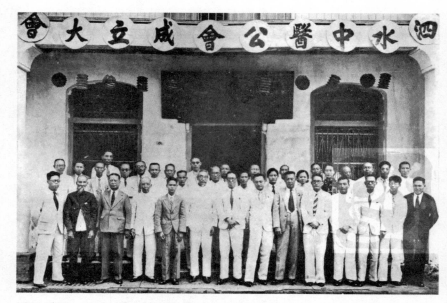

图 7　泗水中医公会成立大会
［《中华医药》，1937（4）：1］

　　该馆成立后着手建立了玛琅、任抹、占碑、谏义里、马辰等分埠。同时开设"赠诊会"，由会员义务为会馆出诊，平均每月能达到 1 500 人次，赠药 1 000 贴。还在《大公商报》上开办"中医旬刊"专栏，以对外阐发中国医药的深奥要义。

　　中央国医馆海外支部的设立，一般由当地中医团体提出申请，再由国医馆侨委会备案设立。如 1933 年 9 月 28 日，北婆罗洲中医界筹备成立国医分馆，向中央国医馆报告相关事宜，中央国医馆以"手续不完备，来呈既无负责之人，又无签字盖章办理公文，手续殊欠完备"为由回复拒绝。北婆罗洲中医界筹备处据此告知筹备委员九人，中央国医馆方才予以核准。但筹备处函告已经选举董事会及正副馆长，中央国医馆随即回函"根据分馆组织程序，筹备处未正式成立之前，不能迳行选举董事会和正副馆长，应先正式成立筹备处，拟具分馆和董事会章程呈请国医馆备案后，方能进行选举董事会和正副馆长事宜"。接到通知后，印尼筹备处迅速制定相关章程，待国医馆批准后，选举董事会和正副馆长，并将相关材料报国医馆备案。最后，中央国医馆派出的筹备负责人是卢瀚如，选举出的分馆负责人是林庭槐。前者是中央国医馆的理事，后者是当地中医界翘楚。

国医馆暹罗分馆筹建之时，由中央国医馆初委任梁士俊等九人在泰国筹备分馆设立工作，当地中医界因"梁士俊等并非素执业医药界中份子，且医药界亦绝无推荐该九人为代表"提出异议。后中央国医馆馆长焦易堂去函回复"委派梁等为分馆筹备委员，并非私意，已委任陈寄虚为该分馆长矣"[①]，但陈寄虚长期居住国内，并且很少与中医界人士往来，为此泰国当地中医界深表疑惑。

由此可见，中央国医馆对海外分馆的管理，并非只是形式上的认可，而是涉及具体事务，双方就组织章程和董事会章程反复商讨，从人员到章程都有严格的把关。

海外中医界为何愿意接受中央国医馆如此严格的管辖，分析其原因在于，在海外各地中医一盘散沙，时刻面临被所在国当局取缔的危险。如1934年菲律宾取缔中医案中，该国代表吕丽屏的诉求之一便是希望设立国医分馆。国医分馆的设立，意味着当地中医与国内建立了正式联系，从而获得国家意义上的授权与支持。如安南和巴达维亚国医分馆的设立即获得中国驻当地总领事馆的就近保护和赞助。因此，海外中医药团体对设立国医分馆有强烈的内在需求与期待。

而在中央国医馆方面，与对国内各地区分馆管理的尴尬处境相比，在海外国医分馆相对显得更有号召力了（图8）。

4. 海外华人医事足迹

近代旅居世界各地的华人在弘扬中医药文化、宣传发扬中医医术方面做出了不懈的努力，他们的经历多种多样，是海外华人在外打拼的缩影，也是中医药在海外传播的典型故事。简单罗列几位，供读者参考。

（1）泰国华侨林瑾庵，字没尘，祖籍广东潮阳，为福建西河九牧林

---

① 暹京通讯. 中馆委陈寄虚为暹罗分馆长，暹罗医界人士对陈绝少认识，陈之行动当地医团颇为注意 [J]. 中医科学，1937，1（12）：831.

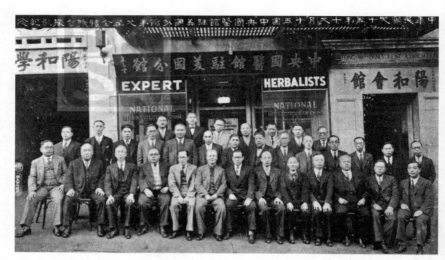

图 8　中央国医馆美国分馆第二届全体职员合影（1936 年 12 月 15 日美国旧金山）

氏后人。幼年随父到上海营商，先后师从松江沈玉麟习内科，宁波陆作舟习外科，山东朱文彪习针灸。后参加黄花岗起义，因失败远走新加坡，期间以行医为生。

1912 年又转至泰国，"见旅暹华侨国医流品复杂，非纠集同志研究改进不可"。故与旅泰中医黄某等人倡议成立医学研究社中华赠医所，后又与广东惠来的吴子东、潮安庄济良、澄海林俊业、梅县周易门、福建林云樵等组织旅暹中医学术研究会，相互研讨中医学术。后该会在曼谷天华医院成立"全国医药团体联合总会暹罗特别分会"，林瑾庵为监管委员。他同时还任《华暹日报》及《侨声报》笔政，上海光华医药杂志社又聘他为暹罗分社社长。

虽然身居海外，林瑾庵热衷于宣传中国传统医药学，发扬光大中医临床医术，陆续出版了《治疗效验录》《读书一得记》。

（2）泰国华侨刘继宾等人于 1905 年在曼谷创办天华医院，在开诊之时，泰国五世王朱拉隆功亲自到场，并御批其"为病黎造福、永垂不朽"[1]。该院以"施医赠药、不分地域、不分种族"为办院方针，为患者

---

① 邢晓姿. 论中国传统文化对泰国社会之影响［J］. 中国石油大学学报社会科学版，2011，27（3）：68-72.

免费治疗。此外，在泰国黄其璋、郑鸿逵等人创建中华赠医所也颇有名气，该所既研究学术，有赠医送药[1]。

（3）菲律宾华侨苏必辉是当地著名中医师，他祖籍福建南安县，父苏应时为南安地区名中医。苏必辉继承父业，早年曾在家乡行医，1920年38岁时到菲律宾挂牌行医，由于医术高明，声名日著。两年后，他在马尼拉创办寿鹤堂药店。该店不仅售药，而且设有中医诊所。后来又组织成立了菲律宾中华医学会，并亲任会长。行医治病之余，他还热心公益，成为当时菲律宾华侨界名人。

（4）饶师泉（1915—2000），广东大埔人。1933年就读于广东中医药专门学校，1936年转入上海新中国医学院研究院，学习一年毕业，1937年秋，赴宁波吴涵秋创办的宁波国医专门学校任教。时值淞沪会战，战事迫近宁波，学校停课，因此取道上海返回广东。1938年春到马来西亚吉隆坡执业，参与创办"雪兰莪中国医学会"，被聘为《马华日报》医学周刊编辑，为读者解答医学问题，并发表医学心得。后出版《医学新声》（季刊）。1947年参与新加坡中医界组织的中医学会，1948年出任中马中医师公会常务理事及理事长。后任马来西亚中医学院院长，创办"中华施诊所"等，著有《饶师泉医学文集》。

二、世界各国对中医的研究

近代以来，随着西方医学在全世界的扩展，中国传统医学受到了前所未有的冲击。尽管如此，在一些国家，特别是汉字文化圈，由于历史文化原因，中医中药在民间的应用还是比较广泛的；而一些西方国家，传教士、商人和移居的华人将中医药传播过来，因为语言与文化的阻隔，导致传播的速度和范围受到限制。尽管如此，中医学所具有的"质优价廉"以及"疗效神奇"，使之逐渐为当地社会所接受。

① 杨建成.中华民族之海外发展［M］.台北：中华学术院南洋研究所，1983.

近代中医传播海外的过程中，在一些地方已经开始融入本土传统医学的元素，从而衍生出了新医学。如在日本，中医学被称为"汉医""皇汉医学"；在朝韩和越南，中医学化生为"韩医""东医"。在西方世界，中医药通常被归类为"非常规医学""传统医学""替代医学""自然医学"或"补充医学"。这些医学形态在理论上吸收和保留了中医学的理论观点，如在韩国的"四象医学"和"五行针灸"，法国的"顺势疗法"。它们既保留了中医的本体特色，又丰富了中医的内涵。这些中医药本土化的尝试也与所在国接受汉文化及中医药文化思想的程度密切相关。

1. 日本

在东亚的汉文化圈之中，日本由于孤悬于海外，少受中原大陆政局动荡和外来游牧民族文化冲击，因而在文化上较好地保留了中华文化。其中，中医药学的保存尤为典型。近代以来，特别是日本明治维新时期，受到西方现代医学的冲击，中医学，即汉方医学处于衰微沉寂之中。直到 1910 年汉方医家和田启十郎首先自费出版了《医界之铁椎》，以自己的临床实践阐发了汉方医学的价值。这部书如一部战斗的檄文，让汉医界重新焕发活力。

此后，一些有相当造诣和地位的现代医药专家，如大政时期的朝比奈泰彦、昭和时期的汤本求真、伊东弥惠治等纷纷投身汉医事业。由于这些人本来在学术界就具有重要影响力，因此，他们在复兴汉方医学方面起到了很大的作用。尤其是汤本求真，他撰写的《皇汉医学》三卷，首次结合西洋医学知识来阐述汉方医学的理论。该书被翻译成中文，在国内学术期刊上出版。如《自强医刊》将其连载八期。此外还有一大批汉方医药的研究成果出版，如《慢性病的治疗与汉方医术》《东洋和汉医学实验集》《皇汉医学研究》《皇汉名医和汉药处方》《头注国译本草纲目》《汉方医学全书》《皇汉医学要诀》《汉方药物学》《本草辞典》《临床汉方医学总论》等。此外，一些取得西医资格的汉医世家后裔，他们重新刻苦钻研汉方医学，潜心积累临床经验，如：大塚敬节、矢数道明、安西安周、木村长久、细野史郎、清水藤太郎、柳谷素灵等，一并成为近代汉方医学复兴的重要力量。日本汉医复兴的另一大原因，是西医的不足之处仍然明显。近代医学的新药多为化学药品，副作用巨大，使得日本医学界失望并重新审视东方医学。

近代日本汉医药界与我国中医界的交往也比较密切，如：日本医生引地兴五郎就与上海的孟河派名医费子彬探讨医学问题，费氏则劝勉其多研究中国古代医籍[①]。汤本求真则与国内中医界过从更密，常在我国中医药刊物上发表文章，其作品《皇汉医学》则多次在国内中医药刊物上连载，与中医界人士吴汉仙讨论伤寒论方剂，就连他在东京搬一次家，国内的中医药刊物都予以报道。

近代的日本刊印了一些汉医医刊，如：《医道の日本》（*Journal of Japanese Acupuncture &Moxibustion*）1938 年 12 月创刊于日本横须贺市，其刊载了中医针灸和艾灸相关文章，来阐述针灸临床技术、疗效研究及针灸器材等。

此外，在日本侵占下的台湾地区也刊印了一些中医药学期刊，如下所述。

《汉文皇汉医界》

1929 年 10 月在台北创刊，收录至 1930 年 3 月第 17 期。由曾六瑞编辑，东洋医道会台湾支部发行。月刊，属于中医刊物。

该刊主要撰稿人有林天进、丁仲英、谢庭英、赖传湘、李捷元、彭逸云、李健颐、吴芳秋、江启明、杨志逸、王台懋、高维祺、张汝伟、宋爱人、高重熙、李子文等，其中不少是当时上海的中医名家。

该刊以图复兴东洋医道、保健卫生以及请愿医生允许续行试验之起见为目的，主要介绍中医学常识、理论、治疗方法、各种药方以及比较汉医和西医的文章。

例如，载文《汉西二医之比较概论》《论汉西医学之异同》《对于西医之我见》《汉医药有三利》《东西医学殊途同归论》《汉医之基础医学》

---

① 编者. 日医引地兴五郎氏来华访问国医费子彬 [J]. 现代医药月刊，1935，2（4）: 33.

等，介绍汉医的知识，宣扬汉医优势，同时将中西医进行比较，揭示二者的共通与不同之处。

此外，期刊还刊登大量的医学理论与临床治疗的文章，如《治疯狗咬用药论》《痨病之原因》《女科经验谈》《瘟疫论讲义》《热咳症治验案》，是我们研究民国时期东洋医学的重要资料。

近代的上海，是中日贸易最紧密的地方，也是在华日本人最多的地方之一。当时日本人在沪上创办了一批医药期刊，例如1911年日本人在上海创办的《医学新报》，这本双月刊由中日医学校友会编辑，以"鼓吹学术，谋吾国医界之改革"为办刊宗旨。期刊内容博采兼收、中西并蓄、分科类纂，来介绍中西方医学技术，载文有《传染病预防法》《中日医学校章程》《上海中日医学校友会简章》等。

另如1913年11月日本人渡边久在上海创办月刊《医药新报》，开始为日文医学期刊，出版两期后为扩大期刊在中国的影响，转由医药新报社发行，并转为中文期刊。纳入张禹门、李仲广、侯光迪、王培元等一些中国人为撰稿人。该刊以普及医学，足资实用为目的，内容有中西医临床、新药研究，医刊介绍、函授医药学、医院医校介绍等，中间插有大量日本人的广告（图9）。

刊文如：《国家与卫生》，讲述卫生对国家的重要，认为政府应该有良好的指导和具体的启发，这样才能是国家与民众两相受益。《留学之不必要》一文认为，日本的研究机构已经完备，并且研究机关已经开放，大大便于研究者，研究细菌学、免疫学不必前往德国，在日本就能学习；进而认为研究医学以及物理、化学、工业等，同样不必前往他国学习。

除了创办期刊，近代日本人在上海还开办了一些学校和医院。例如，渡边久在上海虹口开办渡边医院，并在虹口昆山花园东洋基督教青年会内创办"共立医学校"。同时为加深和上海本地的联系，淡化日本的色彩，日本人也和中国人共同创办医药实体，如1908年7月开办的"中日医学校"，校址设立在英租界爱文义路（今北京西路）眉寿里，是由日本医生与中国方面合作创办的。开办3年后就有17名毕业生，上海名医沈廷奎、近代著名的医史学家陈邦贤，均毕业于该校。

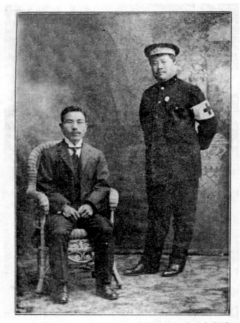

图9 中国红十字会本部医长王培元
与日医渡边久作合影
　[《医药新闻》, 1914, 3 (3): 2]

渡邊久作君 日國醫學醫學博士 王培元君 中國紅十字會本部醫長

2. 朝鲜半岛

在 20 世纪初，朝鲜半岛中医药的处境与中国情况相似，中医面临生存危机，民间有识之士也掀起了反对西医一家独大的运动，提倡振兴传统朝鲜医学。1909 年，他们组织了"大韩医师总合所"，1910 年改名为"朝鲜医师研究会"。该会是朝鲜半岛全国性的民间医师团体，广泛开办诊疗机构为穷人提供免费医疗，并开设东西医学讲座。1912 年，朝鲜医师成立"公认医学讲习所"，学制三年，广设朝鲜医学课程，具有一定的社会影响力。1922 年，"东西医学研究会"在汉城成立，这是当时朝鲜唯一的朝鲜医学团体。该会还开设了"附属医学讲习院"。20 世纪 30 年代，该会曾向日本的朝鲜总督府提议，在京畿道内西医尚不普及、医疗资源严重缺失的地区派遣医生。获准后，于 1938 年设立了"京畿道立医生讲习所"，讲授朝鲜医学课程，学制两年，通过毕业考试可以拿到行医执业许可。1944 年，该所出身的医学人士创办了"京畿道医生会"和"东医会馆"，进一步促进了朝鲜医学教育。此后，釜山、全州、大田、大邱等地相继开办一些小规模的医学讲习所，中医药学术交流兴盛一时[①]。

1939 年，"东洋医药学会"成立，下设"东洋医药讲习所"，1943 年更名为"京城皇汉医学院"，此机构一直维持到 1945 年日本战败。

二战后，朝鲜医学界致力于恢复朝鲜医学的合法地位。1945 年 11 月，成立了"朝鲜医师会"。1947 年政府许可成立"东洋医学会"和"杏林财团东洋大学馆"，同时创刊了《东洋医学会志》。

1948 年 3 月 24 日，汉城开设了东洋大学馆专门开展东洋医学教育。该校后改名为东洋医学大学，即现在庆熙大学韩医科的前身。

3. 越南

越南在很长一段时间内，其中医药的发展依附于中国。其传统医学"东医"来源于中医药学，结合本民族的特点，有所创新。接受中医药的学派在越南被称为"北方学派"。在法日占领期间，传统医学被排斥于官方组织之外，陷入停滞状态。1945 年，越南独立后，政府部门在卫生保健问题上采取传统医学与现代医学相结合的政策，鼓励发展东医。

4. 法国

早期由于翻译的错误，导致中医学的知识在法国难以传播。直到 1929 年，苏利耶（Soulié De Morant G. 1878—1955）才扭转了这种局面（图 10）。他 20 岁被法国勒伊德银行派遣来华，后成为使馆职员、领事。在华期间（1907～1927），他努力学习中华文化。庚子年间北京流行霍乱，他发现西医治疗，只有 10% 的治愈率，而在非使馆区的法国天主教会霍乱医院内用中国针灸法治疗病人，治愈率能达到 60%。由此，他开始

---

① 张伯礼. 百年中医史 1912—2015 下［M］. 上海：上海科学技术出版社，2016：1109.

结识中国针灸医生学习针灸。1903 年，他转去上海，利用其会审公堂法医及书记的身份，找到一位张姓针灸师继续深造①，后又至广东、昆明等地向针灸医生学习。从 1927 年回到法国开始，他亲自制造针具，并示范操作。此外，还撰写文章宣传针灸，如他在《实用医学科学》杂志上介绍针灸。1928 年，又在法国《商业报》上介绍中国脉诊。由于用中国针刺治疗了老同学的哮喘，并在安东医院治愈一例偏瘫患者，使之声名鹊起，前来求诊的患者越来越多。因此，他便辞去法国外交部亚洲司司长的

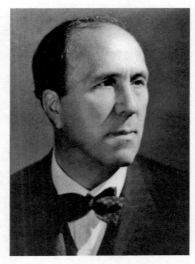

图 10　乔治·苏利耶·德·莫昂特
（George Soulie De Morant，1878—1955）

职位，投入针灸的研究和推广。经过多年的实践，他将中国针灸的针法总结为三种：第一种是在"痛处下针"，这是最简单的一种，可以减少痛楚，但效果短暂；第二种是"依穴道治病"，技术要求高些，效果也不错；第三种，即根据手脉下针，效果最好，他称这种手法为"真正的金针"②。

他的学生德·勒·福耶（de la Füye）拥有相似的经历。1913 年，福耶在日本一边做军医一边学习针灸，1933 年返回法国时，已经有很熟练的针灸知识与技能。后跟随苏利耶学习针灸，很快自成一派。他将自己的顺势疗法与针灸学说结合起来，提出了"中国式顺势疗法"（L'Homoeo Siniatrie Diatihermique）。他发现 179 个 Weihe 氏压痛点中有 105 个与中医学针灸穴位重合；用顺势疗法（Homeopathic）药物浸渍针尖，或用高频电流可以增强针刺的效果。他还将穴位分为补穴和泻穴两种，补穴用金针，泻穴用银针，能收到良好效果。

在他们的推动下，针灸在法国获得很大的社会影响，如毕加索这样著名的人物都在接受针灸治疗顽固性神经痛。

① 贺霆.中医西传的源头——法国针灸之父苏里耶［J］.云南中医学院学报，2013，36（2）：81-83.
② 徐恒泽，赵京生.名医针刺经验用典［M］.北京：科学技术文献出版社，2005：76.

中医药的对外传播

法国针灸学会（Association Francaise de I'Acupuncture，AFA）

1945 年，由福耶等创立。它是法国第一家针灸学术团体，也是世界针联的成员。AFA 从 1947 年起不断发起国内国际针灸学术研讨会，积极推动针灸学术。该协会于 1946 年创办了《经络》（*Méridiens*）杂志。

除了在法国推广针灸，他们还将针灸向英国和德国等其他西方国家推广。1947 年开始，"国际针灸会议"每年在法国和德国轮流举行。

1946 年福耶成立法国针灸中心大学后，开始了较为正规的高等教育。这是法国最早的中医院校。

5. 德国

德国的汉学研究在西方世界中处于领先地位，出现了一大批汉学家，但涉及中医药研究的人不多。在 20 世纪初最为著名的是许保德（Franz Hübotter），他是西方社会研究东方医史的先驱。1907 年，赴上海同济大学任教，同时兼任内科医生，在湖南益阳、山东青岛行医。许保德返回德国后，任柏林大学医学与哲学教授。1929 年发表了《中华医学》（又翻译为《20 世纪初期的中国医学及其发展史》），这部书主要节译了《内经》《难经》《脉诀》《频湖脉学》，内容丰富，是西方研究中国传统医学的重要作品，极有史料价值。此外，他还发表了《中国药物学》（1913）、《西藏、蒙古药物学论文集》（1913 年）、《仓公华佗传》等著作，并翻译出版了皇甫谧的《甲乙经》、李时珍的《频湖脉学》、张世贤的《图注脉诀》，以及《寿世篇》《难经》等[①]。

德国政府在 1939 年 2 月 17 日颁布了"传统医生行医法（Helpraktiker 行医法）"，虽然只有区区 2 页，但是对包括中医在内的传统医学进行了简单规范，该法案颁布至今，从未修订。

---

① 左言富.国外中医药概览［M］.北京：人民卫生出版社，1998：193.

6. 英国

英国人沃斯利（Jack R. Worsley，1923～2003）将五行针灸带入西方，从 1945 年起开始用针灸治疗疾病。并开办学习班，著书立说。在这一时期，尽管针刺疗法已经在欧洲大陆推广，但在英国却没有什么进展，也没有获得法律上的认可。由此可见，沃斯利的举动可谓创举。究其原因，跟他的成长经历有关。他自幼跟随父亲学习中国哲学，尤痴迷于道家学说，后来学习中医，对于针灸的神奇疗效甚为好奇。

英国研究中药最著名的是伊博恩（B. H. Read），他 1909 年来华任协和医学院生理化学教员，后在上海雷士德医学研究所研究中药，1946年担任该所所长。自 1920 年开始，他撰写了数十篇中医药有效用的论文，如《中国古代医学》（1926 年），并翻译了《本草纲目》《本草新注》《救荒本草》等中药古籍，后任职中国医学传教会的中药研究委员会，参与了 1930 年《中华药典》的编撰。他是西方用分析化学方法研究本草的先驱[1]。

7. 美国

20 世纪初美国商人盖世特将中医药知识带入美国，当时他患了白内障，国内无人可治。在中国经商时，他找到一位中医，经过中医药的治疗，眼病得以痊愈。因此，他购入了一批中医书籍带往美国，这批书被收藏在普林斯顿大学图书馆。

美国长老会传教士丁韪良（W. A. P. Martin）于 1910 年在纽约出版了《中国古道》，该书专门探讨了中国的炼丹术，提出炼丹术很早起源于中国，后经阿拉伯传入西方。传教士约翰逊（O. S. Johnson）于 1928 年出版了《中国炼丹术考》，也主张欧洲的炼丹术来自中国，不久，戴维斯（T. L. Davis）在中国学者帮助下，翻译了许多中国的炼丹文献，从而使

① 马伯英.中外医学文化交流史　中外医学跨文化传统［M］.上海：文汇出版社，1993：623.

中国炼丹术在世界化学史上的地位得以确定。

受《本草纲目》的影响，1920 年起，美国人洛克四次率领勘探组来华搜集中草药①。

湘雅医院的创建者之一，美国传教士胡美（E. H. Hume）也被中医的疗效所折服。他的一个女患者，在西医看来必然流产，但是在中医的治疗下，顺利产下健康的婴儿，因此，他决定向世界宣传中医的临床疗效，于 1940 年出版了《中医之道》，1946 年又出版了《东医和西医》。

在美国有大量关于针灸的研究报告，如 1947 年费尔兹（Fields A）在加州医学刊物介绍针灸；同年 6 月在亚特兰大全美医药联合会上，专门探讨了针灸的临床疗效。关于针灸的问题也在康奈尔大学医学院引发了热烈的讨论，该年 5 月 20 日，该校特维拉尔、鲍勃两位博士提交了一份给实验生物学联合会的报告书，书中指出中国两千年来针术治疗扭伤已经得到医学上的证明，但原理未明。芝加哥大学医学院将这种针治法称为"止痛特殊疗法"。该校的 Dr. Iliza. Veiph 教授在日本搜集了大量日本出版的针灸文献，Verth 女士则翻译出版了《黄帝内经》。

近代，由于文化背景和思想意识形态的差异，也有一些美国人对中医持否定态度，例如，美国医生布瑞德绍夫（H. V. Bradshaw）于 1929 年发表文章，认为中医贡献绝少，难有"出头之日"。

8. 俄罗斯

俄罗斯的中医药学研究主要侧重于对针灸的研究，这个研究的契机与八国联军占领北京时俄军的掠夺有一定关系。当时，俄军掠取了太医院署内的正统铜人像。关于这一事件，太医院御医任锡庚撰写的《太医院志》有详细描述：

"太医院署药王庙香案前立有犯铜之铜人……铸于明之正统年。光绪

---

① 马伯英. 中外医学文化交流史　中外医学跨文化传统［M］. 上海：文汇出版社，1993：623.

二十六年，联军入北京，为俄军所有。先医庙铸铜三皇像亦为俄人所得。和议后，经御医陈守忠委屈周折，始将（三皇）神像由俄之驻华营迎回，铜人则据为奇物，不肯交矣。"①

俄国人将铜人运回之后，有了针灸研究的第一手资料。1946年，苏联生理学家福尔鲍尔特（Фолъорт АК）波德希亚德（Иодъорт）撰文探讨针灸穴位与皮肤的生物活动点的关系，他们从生理学、解剖学的角度出发，开展大量研究，研究认为针灸腧穴的实质是具有生物活性的点（биологически активные точки），其俄文简称БАТ，作为俄文中穴位的专用学术名词，一直沿用至今。医学史学家弗亚兹门斯基（Вязвмеиский ЭС）研究针灸学历史，并广为宣传中国的针灸术。20世纪前期，俄国人对针灸与中药的了解开始逐步增多。

此外，加拿大名医奥斯勒（Osler W.）推荐用针灸治疗坐骨神经痛等病。意大利的米兰、罗马、都灵等地都有医生开始从事针灸研究，第一座意大利针灸研究所成立。1935年墨西哥的奥尔兰（Augilar R.）和特尔威（Torvino F. Iores P.J.）在《中国杂志》第15期上发表《中国针术与婴儿习惯性呕吐》一文，介绍针灸的神奇疗效。1940年阿根廷布宜诺斯艾利斯市出版的《医学》杂志第12期上有派利克（Pelicano M.A.）的《灸与灸疗法》。

由此可见，在对中医药学的认识传播上，每个国家和地区表现不尽相同，东方汉文化圈因在传统文化上有千丝万缕的关系，所以对中医药民众普遍接受程度较高，中医药容易在当地生根后，并和本国民族医学相互融补，从一方面也丰富了中医药学的内涵。而在西方国家，由于东西方文化意识差异较大，民众对中医学思想的普遍接受度比较低，因此中医药主要在当地学术圈和少数接触过东方文化的学者中传播，对这种东方医学的研究，也主要局限于针灸医术和中药的研究。

① 马继兴. 针灸学通史［M］. 长沙：湖南科学技术出版社，2011：850.

三、中医药对外交流在上海

在东西方交流的历史中，上海处于一个非常重要的地位。民国时期，这里一度被称为"远东第一大都市"，华洋杂处，造成了她独特的文化景观。谈到东西方的医学交流，总能在这里找到合适的例证。翻看历史文献，我们搜集了一些真真切切发生在这里的故事，简单罗列出来，供大家思考。

展览会——近代医学交流的平台

展览会是一个很好的交往平台，在近代医学交流之中作为比较新颖、直观的交流方式而渐渐兴起，当时的上海曾举办过一些中外医学展览会，旨在向国人介绍不同地区的医学发展状况，为我们了解世界各地的医学发展打来了一扇窗户。

1. 汉医勃兴展览会

为了使国人了解日本汉方医学的兴衰发展史，借鉴明治维新之后日本汉医学发展的经验，1936年2月1日至3日，上海中国医学院举办了第一次汉方医学展览会——日本汉医勃兴展览会。

上海中医界鉴于当时"日本人士研究中国医学，颇见蓬勃气象，而该邦皇汉医学学者，多曾研习西医与通晓理化之学，均以切实研究，著为书籍，故不仅为吾国医学之光荣，尤足为吾国医学学者之借镜"[1]，中国医学院董事会经研究决定，"积极搜寻各项文物及大宗医籍"，举办"日本汉医勃兴展览会"[2]。

展会举办目的分对内、对外两种："对内——增进本院学生课余知

---

[1] 编者.举行日本汉医勃兴展览会［J］.光华医药杂志，1936，3（3）：61.
[2] 吴启中，曾昭抡.中国医学院举行日本汉医勃兴展览会［J］.时事月报，1936，14（2）：7.

识，考察日本对于中国医药之科学研究状况"，"对外——引起全国上下重视中国医药，唤动科学界参加国医科学化实际工作"①。

展览会的筹备负责人由中国医学院总务主任陈存仁担任。为弥补中国医学院"所有汉医书籍，不免有缺"之憾，"特分函本外埠国医界同仁，广事征求，以臻完全"②。展览会很快得到了社会各界，特别是中日两国中医药界的大力支持。国内许多著名藏书家，如北平辅仁大学校长陈垣、绍兴曹炳章、上海叶善定、杨彦和、丁福保、张赞臣等人都将自己所藏的汉方医学书籍共计41种提供出来。日本汉方医学界也向展览会赠书数十种，以及一些相关资料、图片等③。

展览会于1936年2月1日举行，会期为三天，除本校学生观摩外，同时也向上海各界免费开放。因正值中国医学院开学，新生报到者颇多，工作人员忙于学生入学注册，故参观时间定为每日下午1点到5点。

因为这次展览会为上海中医界首次，其意义不仅在于宣传中国传统医学在国外的发扬，亦为中国传统医学文化争光，所以，社会各界亦积极参与，各方面赞助颇为踊跃。展览会"会场占据三大间，堪称洋洋巨观"。会场中白布台毯数十幅，系由三友实业社慷慨出借，并由同春堂国药号、中医书局、元下公司等逐日赠刊各报广告。千顷堂书局、中医书局、中国医药书局等著名的出版社，还在会场设立书市，展销中医药书籍④。

展览物品，总的来说，可分为两大类：日本"复兴皇汉医药运动"新刊及珍本医书陈列及汉方医学学术团体、杂志、学校、医师等活动状况介绍。

展览内容分成八个部分⑤：

第一部分："汉医团体活动状况"

陈列了汉方医学会的会章、会员名册、演讲会记录及照片，皇汉医界社刊行的《皇汉医界》杂志第八十期、代售古书目录、往诊医务广告，

① 医界春秋社.中国医学院举行日本汉医勃兴展览会［C］.日本汉医勃兴展览会，1936：2.
② 编者.举行日本汉医勃兴展览会［J］.光华医药杂志，1936，3（3）：61.
③ 编者.皇汉医学勃兴展览会［J］.国医文献，1936，1（2）：1-2.
④ 同上.
⑤ 编者.上海中国医学院举行日本汉医勃兴展览会展览品要目［J］.中医世界，1936，9（5）：55-78.

汉方珍书颁布会、神遗方刊行会、东洋医学研究会、汉药食养会、本草学会的广告与消息等。（详见附表 1）

第二部分："汉医学校之勃发"

展出了大阪汉方学院、东洋古典医学校、纯汉方脉学研究所、辰井高等针灸学院的招生广告。（详见附表 2）

第三部分："汉医医师开业状态"

展出了日本著名汉医学家汤本求真、奥田谦藏、中野康章、矶部水伯、清川玄道、野村盛行、石崎直矢、木本泰道、清泽宽、小牧六郎等人的开业广告。（详见附表 3）

第四部分："汉医医院状态"

主要通过日本汉医院的广告展出，来介绍这些医院的情况。其中有久木田皇汉医院、皇汉医专门治疗院、名和针灸治疗所的广告。（详见附表 4）

第五部分："汉药店及贩卖者状况"

展出一些日本汉药店、药厂的药目单、药物制剂广告。例如。春阳堂"汉药价目单"、夏海药草研究所"汉方药草广告"、三共株式会社"和汉药广告"、边渡汉方药院"汉药制剂广告"、千阪铁三郎"和汉药种广告"等。（详见附表 5）

第六部分："日本刊行之汉医杂志"

介绍当时日本一些汉医药杂志的办刊情况。（详见附表 6）

第七部分："日本刊行之汉医书籍"

介绍日本汉医书，分总类、医史、通论、内科、药物、幼科、女科、医经、针灸、眼科、法医、外科、医学笔记、诊断、经穴、花柳病、医案、医话、生理、治疗、伤科、方剂 22 类，另有《实验汉方医药丛书》《杏林丛书》《和汉医籍学》《东洋医药丛刊》，共计图书 162 种。（详见附表 7～附表 29）

第八部分："日本精刊中国医籍珍本"

计有《备急千金要方》《千金翼方》《外台秘要》《张氏医通》《赤水玄珠》《医学正传》《明医杂著》《黄帝内经素问注证发微》《痘疹大成集览》《保赤全书》《校正宋版伤寒论》《仲景全书伤寒论集解》《格致余论》《儒门事亲》《温疫论》《婴童百问》《宋本素问》《妇人良方》《温疫方论》

《难经本义》《名医类案》《难经评林》《内经素问》《奇效医述》《生生堂治验》《温疫论类编》《赵氏医贯》《穷乡便方》《合类方众规矩大全》《评注薛氏医案》《伤寒贯珠集》《五脏六腑傍通诀》《治疟必喻》《伤寒论类方》《秘传证治要诀》《十四经穴分寸歌》等 37 种。（详见附表 30）

三天的日本汉医勃兴展览会取得了圆满成功，对中国医界的影响巨大，因为对照日文刊出的医籍，解答了许多之前中国医籍模糊不清的问题。如：著名医家曹颖甫在参阅完展览会中山田正珍氏的《伤寒论集成》之后，心中关于伤寒论中的"微似汗者"与"微微欲似汗者"的疑惑顿时消解[1]。医家乔寿添感言"对于中医界下一个强有力的警告，也就是给了我们一下猛鞭"[2]。

展览会的社会反响也很巨大。在筹备阶段，当时的一些有影响的医学杂志《时事月报》《光华医药杂志》等，对展览会的信息以及相关内容进行了一列报道，所以参观者络绎不绝，展会第一天观众计八百余人，第二天七百余人，第三天六百余人，参观者往往有流连全日不忍去者。

特别是一些外国人也十分关注这次展会，例如，西人方面有李斯德研究院伊氏·特偕同随员多人，来会参观一小时余；尤其是日本人来展会参观者甚多。

展会举办期间，一些中医期刊例如《现代中医》《卫生月刊》《医药评论》等报纸杂志对"上海中国医学院举行日本汉医勃兴展览会"的相关讯息做了跟踪报道，《中医世界》更是用了 24 个版面详细介绍了展会情况。

日本汉医勃兴会是近代以来我国第一次系统展示日本汉医研究成果和发展状况的展览。其展品之丰富，引发国内医界的重视。在国内"废除旧医"浪潮愈演愈烈之时，这一展览不啻是一针醒脑剂。人们发现，日本在经历过明治维新的废除旧学的运动之后，汉医发展却重新焕发生机，已经领先于国内的中医药发展水平。在舆论的引导下，次年（1937年），在国民党"三中"全会上，由焦易堂、李宗黄等人提出的关于"责成教育部明令制定中医教学规程编入教育学制系统以便兴办学校"和

① 曹颖甫.经方实验录［M］.北京：人民军医出版社，2015：209.
② 乔寿添.汉医勃兴展览会观感［J］.国医文献，1936，1（2）：11.

"请实行中西医平等待遇"得以通过。从这一意义上看，汉医勃兴会的成功举办，意义非凡。

2. 日本汉医学家来沪交流

汉医勃兴展览会是中日医学交流成功的典范，在此前后有中日中医界的联系已经非常频繁。日本的汉医学者来到上海，与沪上中医界有深度交流，对中医的科学研究、教育进行调研，从而也促进了日方汉医的发展。如：

1931年日本东洋医道会理事长南拜山、日本帝国大学教授白井光博士等曾动员五百位日本学者，提议在日本帝国大学开设中国医学研究讲座，以此推进汉医发展。此举得到了政府机构的大力支持。两位便安排来到上海，希望可以吸纳更多中医知识，推动讲座的设立与发展[①]。

1935年引地兴五郎来上海进行学术交流，希望可以更为系统缜密地学习中医与汉医理论，使得自己的医术能有所精进。他是东京帝国大学的教授，兼医学博士，曾经留学德国，兼任南洋堂医院院长一职，是日本一位家喻户晓的名医。他在临床治疗研究中发现：孟河费家所研制出的五种治疗肺痨药丸，实际并没有消灭结核杆菌的功效，这一发现也使他在中国医界名声大振。根据十多年的从医体会，他认为"西医亟待改善，有补充完善的必要"，而中国作为汉医的发源地，定有诸多学识经典可供研究。他还特地拜访费子彬，在同声翻译的帮助下，与其交流心得，畅谈中医，并接受费赠予的自主研发药物，带回故里进行研究。

1935年6月3日，日本明治医药专科学校医学博士菊池未舌参观中国医学院[②]，了解该校的办学情况。

1936年4月日本大阪汉方医学院院长今井丰云来沪考察学习，他尤其关注民国时中国的医药事业，抵达上海后，随即参观了上海的各种医药设施机构，之后前往由上海市国医公会设立的中国医药院进行演讲。

① 犀眼.东西洋重视之中国医学［J］.时时周报，1931，2（17）：266.
② 杨杏林，唐晓红.上海中国医学院院史［M］.上海：上海科学技术文献出版社，1991：71.

在演讲之前，由"中国医药院的教务长蒋文芳等人"陪同，先行参观了图书馆等处，"下午两点在大礼堂正式开始演讲"。演讲的主题主要围绕"四诊法实演"展开，大致内容包括今井丰云行医时所采用的科学方法，及在诊治过程中所积累的个人经验，且纵观"近三十年日本医疗领域发展，日本上下，无论民众百姓，还是医学大师，都认为西医无法满足基本需求"，而汉医的价值，完全有广泛推崇的必要。今井提出，"假以时日，日本的汉方医药，可重回明治以前的盛状"，所以国人对中国医药更应有信心，努力巩固，将中医发扬光大。演讲后，今井与台下学生及教师热情互动①。时至今日，"四诊法实演"的原稿已经无法寻得，但今井的演讲无疑给当时的中医同胞们，带去莫大的鼓舞。

这一时期，日本的一些大学学者也纷纷来上海交流，探讨中医和汉医防治疾病的理论，同时期冀发掘传统中医药中一些有价值的医技和药物，以现代医学先进的科学技术进行研究，以揭示传统中医药内在的价值。

3. 中医和汉医学家的书信交流

除了亲自来沪考察交流，两国医家间的书信交流也颇为频秘，以与我国医药学者互动最为密切的汤本求真为例，他与数位医家有关医学理论切磋的书信往来在当时上海的《光华医药杂志》《医界春秋》《世界医报》等杂志上刊出。

例如：1935 年名医吴汉仙将自己所撰写的《医界之警铎》寄给汤本求真，希望汤本能写序，汤本复信：

汉仙社长殿，九月一日，承赐《医界之警铎》一书，厚意隆情，至深感谢，拜诵大著，识见高迈，钦佩遥深，但关于《伤寒论》之方剂，尚未能一律使用。如依拙见，除伯州散及解毒丸（甘汞配合剂）外，无论如何疾病，《伤寒论》之方剂，皆可治之，至云内伤发热，则使用补中

---

① 编者.日本大阪汉方医学院院长：今井丰云氏来沪考察［J］.光华医药杂志，1936，3（8）：59.

益气汤，似以用小柴胡汤合当归芍药散为善，拙见如此，高明以为然否。（昭和十年九月十二日）

　　大致是说伤寒与内伤发热之症，可统一用药，无须分门别类。另外汤本对于书中关于"内伤寒热所用补中益气汤"有所歧义，他认为用小柴胡汤合当归芍药散更好。

　　吴汉仙于是复信陈述自己的见解，并剖析汤本氏的纰漏。指出内伤有气血阴阳之虚的区别，应首先分清内伤类型，再投药，而不是一概以伤寒经方应对。前者是金元时方，而后者是伤寒经方。而汤本求真好于经方，是一位典型的古方派医者，他对于唐汉及近代的书，可能未曾深入了解，比如"金代李东垣的《脾胃论》、明代赵养葵的《医贯》"等，均有论证，当时汤本若是可以细细研读，必定能发现自己言论的纰漏。

　　汤本求真主张化归从简，所以对中国的经方很感兴趣，而中国学者所整理的书目医理，分类繁杂，强调审证求因，灵机活变。中日两国医者的这种差异，通过两位的信件往来，可以互相得到弥补。

4. 苏利耶与欧美第二次针灸传播浪潮

　　针灸技术在欧洲的传播经历了三个阶段，第一阶段是十七、十八世纪，来华传教士将中医药技术带入欧洲，但在当时针灸技术在欧洲并没有产生大的影响；第二阶段是二十世纪初，近代医学交流使得来华的学者和官员将中医针灸技术带回欧洲，并在临床应用和推广，由此在欧洲引起对东方神秘针灸医术的广泛关注；第三阶段是在 20 世纪 70 年代之后，中美建交后，针刺麻醉再显中医针灸的魅力，再次引发西方国家对中国针灸的关注。

　　近代中医针灸在西方得到传播和临床应用，据上海近代刊物《春温新释》记载，有几位西方人不顾同行的奚落，坚持研究中国累世相承的针灸法。这些人中，最为著名的是法国外交官苏利耶。他在 1939 年出版的《中国针术》前言中讲述了自己学习针灸的经历。他抵达北京不久，就遭遇一次霍乱流行，死者无数。他见有位杨医生能很快使用针灸止住患者的吐泻、抽筋。于是为中医针灸神奇的疗效魅力所折服，随后开始学习基本针法、重要穴位以及脉诊，并获赠不少珍贵的医籍。两年后，苏利耶转去上海，利用自己会审公堂法医及书记的身份，找到一位高明的针灸师张先生继续深造。后来在云南府有机会常去法国医院，并得到云贵总督锡良的帮助，结识了很多针灸师，受到中医正规训练。

苏利耶回到法国，撰写大量的针灸学著作，创建法国针灸协会，掀起了西方研究中医针灸的新一轮高潮。

5. 国际联盟的关注

中医的发展与概况，不仅受到了日本友人的关注，国际医疗组织联盟也曾派专人来到上海了解实情况。据《自强医学月刊》第十号"医林消息"记载，国际联盟委派代表费尔柏来沪，调查中国医药状况，各团体定于 1929 年 10 月 25 日举行招待会。在医界代表谢利恒、蒋文芳、丁济华、张梅苞陪同下，费尔柏代表团先前往中国医学院参观四年级实习教室和附属医院等，教室布置颇为整齐。费尔柏高度赞许，认为"布置合理，器具等摆放整洁，相关分类有可借鉴之处"，接着他们又前往中医专门学校，由余鸿荪招待，费氏逐一参观，而他所到访的广益中医医院，"病满为患，井井有条"。费尔柏随后在专人陪同下返回学校，观看影片，影片内容为关于针剂治疗及其神奇效果的记录。看到针灸治疗时，他感到非常新奇，特地摄影留念。在国医学院的门口，挂有欢迎费尔柏的横幅，费尔柏代表团受到了该院教务主任陆渊雷的亲切招待，参观各个教室后，在操场和上海名医以及该校学生合影留念。在欢迎会上，各教员积极发言，请由费氏指教。费氏参观各校时非常认真，把各项内容都逐一记录在笔记本上，并由各校送到出版社刊印，以供浏览。费氏一行还到黄九芝堂参观门市饮片部，由经理俞嘉甫招待，并参观胡庆余堂内外各部及徐重道总号，由各号经理陈楚湘、岑志良等招待。至12 点 10 分，费氏一行人又到谦益伤科医院参观，该院治疗脱臼断骨患者颇多，由主任张德意逐一说明。在欢迎宴上，有市教育局代表郑思勤及医药界代表作陪，席间，由主席致欢迎词：

"费尔柏先生，负国际联盟会之使命，调查医学，下问到我们中国医学，使东方医学站上世界医学的舞台，对此我们表示热烈的欢迎。中国医药，是实际应用的医药，故治疗尽有奇效。理论反多不合时代言词，世界医学学者，因不信任不合时代的理论，连带不信任有效的治疗法，这是我们惋惜的一件事。现在中医界中，有科学知识的人，正努力用科学解释其治疗法，同时取消其一部分错误的理论。国内的中医学校，渐渐趋向这一路来，将来此种学说公布出来，定能与世界医学共同进步。至于各处中医学校，都是私人开设，政府没有提倡补助，是以设备上很简单，进步因此不能甚速。但我们尽力向前，定有学术上相当的贡献。希望费君将此意思代达联盟，并请联盟会给予精神上的援助。"

之后，费氏表达了对此次考察之旅的满意之情，他

"觉得中国医药，确有特殊性质，与欧洲各国的医学各有千秋。但是无论是白种人还是黄种人，有病必求治疗，中国医药的发明，早于欧洲，对此他非常钦佩，但欧洲近期医学发展神速，有值得中医借鉴的地方，现在诸位邀请我发表对中国医药改进的途径的看法，我实在因为尚未能够洞悉所有内容，故无法立刻做出精妙的答复。但是我看到国医学院所展示的标语，说要保存固有之精华、吸收外来之长处，这就是改进的最佳法则，希望中医用创造的精神，力求改进，最终逐渐与世界医学接轨"。

午饭结束后，费尔柏接受了中医书局赠予的新旧医书合集七种，黄九芝堂赠送的药品一包，对此他十分欣喜满意。

除了上述友人外，还有不少海外友人曾经到访过上海，进行学习交流。关于他们的记载内容简略，但也足以反映民国时期，中药对于全球辐射范围的广泛程度。

6. 西医学术交流

除了在传统医学层面的交流外，近代的上海还以兼容并蓄的姿态接纳西方医学，在沪上形成了中西医学临床上的优势互补，二者呈现出并驾齐驱的局面。当时的上海医学界也十分注重与国际医学者的交流。

1934 年，中华医学会上海分会与上海公共卫生学会，于十月十二日联合在虹桥疗养院举办茶话会，招待远东代表东印度政府卫生处处长索氏（Russell）与新加坡代表皇家医院院长爱伦氏（Allen）进行演讲，大致围绕目前盛行的疾病及所治疗的方法进行意见及方法的交换，同时宣讲了医疗事业共同进步等主题的提案[①]。

1948 年，国立上海医院外科医师于十一月十七日下午四时至六时，在中山医院举办茶话会，招待远道而来的 Webster 博士。到会人员除了该院外科医生 40 余人外，还请到了王凯熙、梁淑芳两位医师一同参加本次茶话交流会。会议开始时，由外科主任沈克非医生大概阐述招待的意义及缘由，随后 Webster 博士也致辞感谢上海医院的盛情邀请。致辞结束后，Webster 博士旋即与与会人员进行个别的非正式交流谈话。在互动交谈的最后，由朱民强医师赠送博士纪念册一本，并在散会前共同拍照留念[②]。

以上罗列了一些近代发生在上海的医药交流的事件，看似凌乱，但放在民国那个历史大背景下看，这些都是中医药将外来的医学人士请进来的举措，通过这些活动，实现了中医的故事不只是让中国人来说，而是让外国人主动去说，以独特的文化符号，神奇的临床疗效来吸引外界的关注。这种方法，使得中医在国际上获得了更大空间。

（康欣欣）

① 上海支会招待远东热带医学会代表［J］.中华医学杂志（上海），1934，20（11）：1433.
② 国立上海医学院招待 Webster 博士［J］.上海医事周刊，1948，14（23）：5.

中医药的对外传播

附录:

汉医勃兴展览会展品目录

（资料来源于《日本汉医勃兴展览会》中国医学院出版，
1936 年，上海）

附表 1　部分汉医团体活动状况

团 体 名 称	展 品 性 质	团队所设地点
汉方医学会	会章主旨条 会员名册 演讲会记事录 《汉方医药杂志》	东京
东洋医道会	贺年通告张	东京
皇汉医界社	杂志《皇汉医界》 发行药物苗种 发行汉药 代售古书目录 皇汉医往诊医务广告	东京
汉方珍书颁布会	广告	东京
神遗方刊行会	广告	东京
东洋医学研究会	广告	大阪

附表 2　汉医学校情况

学 校 名 称	展 品 性 质	所 属 地 点
大阪汉方医学院	广告	大阪
东洋古典医学校	招生广告	东京
纯汉方脉学研究所	招生广告	大阪
辰井高等针灸学院	招生广告	大阪

附表 3　汉医医师开业状态

医 师 名 称	展 品 性 质	所 属 地 点
汤本求真	广告	东京
奥田谦藏	广告	东京

医 师 名 称	展 品 性 质	所 属 地 点
中野康章	广告	大阪
矶部水伯	广告	名古屋
清川玄道	广告	大津
野村盛行	广告	东京
石崎直矢	广告	奈良
木本泰道	广告	米子
清泽宽	广告	东京
小牧郎	广告	东京

附表 4　汉医医院状态

医 院 名 称	展 品 性 质	所 属 地 点
久木皇汉医院	广告	东京
皇汉医专门治疗院	广告	大阪
名和针灸治疗所	广告	东京

附表 5　部分汉药店及贩卖者状况

药 店 名 称	展 品 性 质	所 属 地 点
春阳堂	汉药价目单	东京
夏海药草研究所	汉方药草广告	东京
久能辉夫商店	广告	东京

附表 6　部分日本刊行的汉医杂志

刊　　目	备　　注	所 属 团 体
《汉方与汉药》月刊	气贺林	春阳堂
《本草》月刊	全月份	日本汉方医学会
《皇汉医界》月刊	南限雄	皇汉医界社

附表 7　部分日本刊行之汉医书籍（总类）

书　　籍	作者/编者	展 品 性 质	备　　注
《医籍考》	多纪元胤 著	中文	八十卷八册（原稿抄写影印）
《本朝医家古籍考》	平安中川壶山 辑	日文	一册

（续表）

书　籍	作者 / 编者	展品性质	备　注
《皇汉医籍书目》	居水庄主人 辑	日文	一册
《本草书目之考察》	中尾万三 著	日文	一册

附表 8　部分日本刊行之汉医书籍（医史类）

书　籍	作者 / 编者	展品性质	备　注
《皇汉医学及导引の史的考察》	石原保秀 著	日文	一册

附表 9　部分日本刊行之汉医书籍（通论）

书　籍	作者 / 编者	展品性质	备　注
《汉方医药四新研究》	中山忠直 著	日文	一册（内含医学总论、方剂、处方、针灸、医案等）
《汉方医药全书》	栗原广三 著	日文	一册（内含医学总论、医史、病理、药理、药物、处方等）
《诊疗汉法医筌》	森田幸门 毛利部紫山 著	日文	一册（内含医学总论、诊断、针灸、病理、药物、内科、妇科、幼科、外科）
《和汉药应用解说全集》	田中达治 著	日文	一册
《和汉医学要诀》	大塚敬节 纂著	日文	一册（内含病证、诊候、治疗、药物、处方等）
《医学节要集》	杉山和一 著 前物心检 校	中日混合	一册
《病名汇解》	桂洲甫 著	日文	七卷八册
《民间救急医法》	冈泽贞一郎 著	日文	二卷二册

附表 10　部分日本刊行之汉医书籍（内科类）

书　籍	作者 / 编者	展品性质	备　注
《伤寒论》	木村博昭 释义	日文	一册
《伤寒论述义》	丹波元坚 著	中文	五卷二册
《金匮述义》	丹波元坚 著	中文	二卷二册
《伤寒广要》	丹波元坚 著	中文	十二卷六册
《金匮要略辑义》	丹波元简廉夫 著	中文	六卷十册

书　　籍	作者 / 编者	展品性质	备　　注
《伤寒论名数解》	中西太直　著	中文	五卷五册
《博济堂脚气提要（脚气病专籍）》	浅天惟常　删订	中文	一卷一册
《泻疫新论》	久贯子通　著述 久也祐启　增补	日文	二卷二册
《疝瘕积聚论（疝病专籍）》	大桥尚因　著	中文	一卷一册
《伤寒论集成》	山田正珍　著	中文	十卷十册
《伤寒论辑义》	丹波元简廉夫　著	中文	七卷十册
《瘟疫论标注》	黑弘休伯芝　标注	中文	二卷二册
《病因精义》	挑岛川森　讲述	日文	十卷十册
《众桂亭医事小言》	原南阳先生　口述 大河内改　存笔记	日文	七卷八册
《瘟疫论解》	明·吴又可　著 平安泰山雾隐　著	日文	四卷五册
《导水琐言》	和田东郭　授	日文	一卷一册
《治疟必喻》	张介宾　著	中文	二卷二册
《皇汉医学（内科学医学总类）》	汤本求真　著	中文	二册
《出证配剂》	虽知苦斋 门下生　合著	中文	二卷一册
《伤寒论脉证式》		中文	八卷六册
《瘟疫论私评》	明·吴又可　著	中文	二卷二册
《脚气钩要》	今邨亮　著	中文	二卷二册
《伤寒论分注》		中文	一卷一册
《伤风约言》	后省仲介　著	中文	一卷一册

附表 11　部分日本刊行之汉医书籍（药物类）

书　　籍	作者 / 编者	展品性质	备　　注
《北支那之药草》	石户谷勉　著	日文	一册
《增订和汉药考》	小泉荣次郎　著	日文	一册（缺下册）
《黑烧の研究》	小泉荣次郎　著	日文	一册
《本草辞典》	清水藤太郎　著	日文	一册
《生药学》	下水顺郎　著	日文	一册
《生药图谱》	伊吹高峻　著	日文	一册
《药用植物和汉名对照便览》	帝国女子医药专门 学校医学科　稿	日文	一册

（续表）

书　籍	作者／编者	展品性质	备　注
《和汉药物学》	日野五七郎 一色直太郎　合著	日文	一册
《药草之特效药の研究》	鹿野弘　著	日文	一册
《本草图谱索引》	岩木米太郎　著	中文	二卷二册
《伤寒用药研究》	川越衡山　著	日文	二册
《药性提要》	佐眼多纪　著	中文	一册
《诸病主药》	佚名	中文	一卷一册
《药性歌括》	佚名	中文	一卷一册
《袖珍本草隽》	伊豫平住	日文	一卷一册
《本草启蒙补遗》	黑日备前 守齐清　著	日文	三卷三册
《本草启蒙名疏》	仇伯职孝　编辑	日文	七卷八册
《和兰药性歌》	佐渡三良　著	日文	二卷二测
《汉方药术（药物学处方学）》	栗原爱塔　编述	日文	一册
《图解药用植物及其用途（药物学、治疗学）》	和汉药研究所 村越三千里　著	日文	一册
《本草图谱》	岩崎常正　著	中日混合	九十三卷九十三册（内含药物原态工笔画两千幅）

附表 12　部分日本刊行之汉医书籍（幼科类）

书　籍	作者／编者	展品性质	备　注
《活幼心法附录说》	芸庵柴田缉　著	中文	二卷二册（小二痘疹专著）
《古今幼科摘要》（又名《小儿方案》）		中文	一卷一册
《痘科辨要》	锦桥池田　著	中文	十卷六册

附表 13　部分日本刊行之汉医书籍（女科类）

书　籍	作者／编者	展品性质	备　注
《产科发蒙》	片仓元周　著	日文	六卷四册（医学实验五种之一，含插图 27 帧）
《产论翼》	玄迪子　著	中文	二卷二册
《产论》	玄悦子玄　著	中文	四卷二册

书　籍	作者/编者	展品性质	备　注
《产育全书（附儿科学）》	义博济卿　著	中文	十卷十一册（内外二篇，外篇七卷，内篇三卷，附录一册，工笔图式）
《妇人病论》	平安船曳卓堂　述	日文	七卷六册（前后二篇前篇三卷，后篇四卷）

附表14　部分日本刊行之汉医书籍（医经类）

书　籍	作者/编者	展品性质	备　注
《难经疏证》	丹波元胤　著	中文	二卷四册
《素问识》	丹波元简　著	中文	八卷八册
《黄帝内经素问注证发微》	马莳　著	中文	九卷十一册

附表15　部分日本刊行之汉医书籍（针灸类）

书　籍	作者/编者	展品性质	备　注
《选针三要集》	佚名	日文	二卷一册
《疗治之大概集（针灸治疗学）》	杉山合一　著	中日文混	三卷一册
《针灸则（针灸治疗学）》	管沼　著	中文	一卷一册（含医话附录十四节）
《针学新论》	佐藤利信　著	日文	三卷四册（第一卷为针学通论、二三卷为生理骨骼解剖及神经系经穴部位）
《临床实验灸治学》	加藤几太郎　著	日文	一卷一册

附表16　部分日本刊行之汉医书籍（眼科类）

书　籍	作者/编者	展品性质	备　注
《眼科锦囊》	本庄俊笃士雅　著	中文	四卷四册
《继眼科锦要》	本庄俊笃士雅　著	中文	二卷二册
《秘传眼科全书》	晴峰哀学渊　辑著	中文	六卷三册（书中附有插图）
《古今精选眼科方全》	中目樗山　辑著	中文	二卷二册

附表 17　部分日本刊行之汉医书籍（法医学类）

书　籍	作者 / 编者	展 品 性 质	备　注
《无冤录述》	东欧王与	日文	二卷二册

附表 18　部分日本刊行之汉医书籍（外科类）

书　籍	作者 / 编者	展 品 性 质	备　注
《疡科秘录》	本间玄调和聊　著	日文	十卷十二册

附表 19　部分日本刊行之汉医书籍（医学笔记类）

书　籍	作者 / 编者	展 品 性 质	备　注
《丛桂偶记》	原昌克子柔　著	日文	二卷一册

附表 20　部分日本刊行之汉医书籍（诊断类）

书　籍	作者 / 编者	展 品 性 质	备　注
《脉学辑要》	丹波元简　著	中文	三卷一册

附表 21　部分日本刊行之汉医书籍（经穴类）

书　籍	作者 / 编者	展 品 性 质	备　注
《经穴纂要》	小阪营昇元祐　著	中文	五卷三册

附表 22　部分日本刊行之汉医书籍（花柳病类）

书　籍	作者 / 编者	展 品 性 质	备　注
《微疠新书》《理徵新书》及《理疠新书》合刻）	片仓元周　著	中文	二卷二册（含花柳病、大麻风专辑）

附表 23　部分日本刊行之汉医书籍（医案类）

书　籍	作者 / 编者	展 品 性 质	备　注
《北山医案》	北山寿庵　著	中文	三卷三册
《生生堂治验》	中神琴溪　著 小野游匡　补编	中文	二卷二册

附表 24 部分日本刊行之汉医书籍（医话类）

书　　籍	作者/编者	展 品 性 质	备　注
《增补先哲医话》	长尾藻城 著	日文	一卷一册
《保健长寿汉方治疗皇汉医话》	久米岩 著	日文	一册
《医滕》	栎荫拙者 著	中文	二卷二册
《青囊琐探》	片仓元周 著	日文	二卷二册
《医断》	鹤冲元逸 著	中文	一卷二册
《斥医断》	平安烟惟和柳 著	中文	一卷一册
《蕉窗杂话》	和田东郭 著	日文	二卷二册

附表 25 部分日本刊行之汉医书籍（生理类）

书　　籍	作者/编者	展 品 性 质	备　注
《导窾私录》	小出龙君德 著	日文	三卷五册

附表 26 部分日本刊行之汉医书籍（治疗类）

书　　籍	作者/编者	展 品 性 质	备　注
《药治通义》	多纪莒庭 著	中文	十五卷五册
《合类众方规矩大全》	佚名	中文	八卷八册

附表 27 日本刊行之汉医书籍（伤科类）

书　　籍	作者/编者	展 品 性 质	备　注
《整骨新书（接骨）》	各务文献 著	中文	三卷三册
《正骨范（接骨）》	二宫献彦可 著	日文	二卷二册（附插图说明）

附表 28 部分日本刊行之汉医书籍（方剂类）

书　　籍	作者/编者	展 品 性 质	备　注
《神遗方》	宇津木义郎 著	日文	三卷一册
《救急皇汉医方》	石原保秀 著	日文	一册
《救急选方》	栎窗多纪 著	中文	二册二卷
《方苑》	平冈水走 著	中文	一卷一册

中医药的对外传播

（续表）

书　籍	作者/编者	展品性质	备　注
《医略抄》	丹波元简 著 北山友松子 增广	中文	三卷三册
《新增愚按古方口诀集》	佐一土道寿 编集 中山柳 新增	中文	三卷三册
《观聚方要补》	丹波元简 著	中文	十卷十册（汇集日本历代著名方剂）
《名家方选》	元伦维亨 撰	中文	一卷一册（汇集中国历代名家验方）
《继名家方选》	村上图基 著	中文	一卷一册（收录中国历代名医验方）
《崇兰馆试验方》	原田氏遗物	中文	一卷一册
《妙药博物全》	藤井吕求子见隆 纂辑	日文	七卷七册
《穷乡偏方》	毓秀斋 张宾空 梓	中文	二卷二册
《古方分量考》	立花贞庵 著	日文	一卷一册

附表 29　部分日本刊行之汉医书籍（丛书类）

书　籍	作者/编者	展品性质	备　注
《总说》	山城正好 著	日文	
《药物篇》	清水藤太郎 著	日文	
《药方解说篇》	奥田谦藏 著	日文	
《临床应用篇》	汤本求真 大塚敬节 著	日文	
《针灸编》	久米岩 著	日文	
《食养编》	西米西周 著	日文	
《本草学论考》 （药物学本草史）	白井光太郎	日文	仅第一册"史传篇"，其余四册"植物篇""花卉植物病理篇""天然纪念物纪行篇""医药考古篇"未展出
和汉医籍学	潜田贺寿卫 纂著	日文	医籍丛刊，含《难经》本义和解释，汉药脉理解说、伤寒论分类疑解《金匮要略》义解等
和汉医籍小观	佐藤恒三	日文	本书为《医海丛书》之第六篇

书　　籍	作者/编者	展品性质	备　　注
《东洞全书》	吴秀三富士川游选集　校定	日文	一册（内含《医事式问》《古书医言》《徵类聚方》《方极方机》《东洞先生家塾方》《医方分量考》《医断》《东洞先生答问书》《达殊录》《东洞遗稿》《东洞遗草》等十三种，前十一种合为"医学"，后二种为诗文杂草，卷首有东洞先生传）
《本朝事谈》	奈须恒德　著	日文	（以下均为《杏林丛书》）
《本朝医家古籍考》	中川修亭　辑	日文	一册
《病之草纸》	寂连法师　撰　大辅光长　画	日文	一卷
《新撰病草纸》	大膳亮道勃加　著	日文	一卷
《形影夜话》	杉田玄白　著	日文	二卷
《医谈抄》	惟宗具俊　著	日文	二卷
《兰译梯航》	大槻玄泽　著	日文	二卷
《杏林内省录》	绪方维滕　著	日文	六卷
《古今医话知》	度会常芬　著	日文	三卷
《医学事始》	杉田玄白　著	日文	二卷
《时还谈我书》	多坚元纪　著	日文	二卷
《时还谈我书续录》	多坚元纪　著	日文	一卷
《东门随笔》	山协东门　著	日文	一卷
《师谈录》	水野庆主玄　著	日文	一卷
《习医先入》	香月牛山　著	日文	三卷
《医家初训》	纪多永寿院　著	日文	一卷
《橘黄年谱抄》	浅田栗园　著	日文	三卷
《醍醐随笔》	中山三柳　著	日文	二卷
《静乃古屋》	平田笃胤　著	日文	二卷
《松荫医谈》	雨森宗真　著	日文	一卷
《医门俗说辩》	奈艮宗哲　著	日文	三卷
《奇魂》	佐藤方定　著	日文	二卷
《医方正传》	鹿野井有年　著	日文	二卷
《鹿门随笔》	望月三英　著	日文	一卷
《兰轩医谈》	兰轩伊泽　著	日文	一卷

中医药的对外传播

（续表）

书　　籍	作者/编者	展 品 性 质	备　　注
《游相医话》	森枳园 著	日文	一卷
《北窗谈琐》	橘南蹊 著	日文	六卷
《一夕医话》	平野重诚 著	日文	三卷
《居家远志》	伊泽兰轩 著	日文	一卷

附表 30　部分日本精刊中国医籍珍本

书　　籍	作者/编者
《备急千金要方》	孙思邈 著
《千金翼方》	孙思邈 著
《外台秘要》	王寿 著
《张氏医通》	张王路 著
《赤水玄珠》	孙东宿 撰
《医学正传（总类）》	龙兴 编辑，余应奎 补选
《明医杂著（总类）》	王节齐 著
《黄帝内经素问注证发微》	马莳 著
《痘疹大成集览（儿科学）》	汪若源 撰述，日本真玄 集览
《保赤全书（儿科学）》	管幡 著
《校正宋版伤寒论（内科学）》	张仲景 著
《仲景全书伤寒论集解（内科学）》	成无己 注释
《格致余论（总类）》	朱丹溪 著
《儒门事亲（总类）》	张子和 著
《温疫论（内科学）》	吴有性 著
《婴童百问（儿科学）》	鲁伯彦 著
《宋素本问（医经类）》	启玄子 注著
《瘟疫论（内科学）》	吴有性 著
《妇人良方（妇科学）》	陈自明 著
《难经本义（医经类）》	滑寿 著
《名医类案（医案）》	江瓘 集注
《难经评林（医经类）》	秦越人 著撰，王洁 注
《内经素问（医经类）》	启玄子 著
《奇效医述（医案）》	聂尚恒 著
《生生堂治验》	中神琴溪 著，小野游匡 辑编
《瘟疫论类编内科学》	吴有性 著

书　籍	作者 / 编者
《越氏医贯》	赵献可 著
《穷乡便方》	毓秀斋　张宾空 梓
《合类众方规矩》	佚名 等
《薛氏医案》	薛己 撰
《伤寒贯珠集》	尤怡 注释 小川凌庵 校注
《藏变腑化傍通诀（生理学）》	佚名
《治疟必喻（内科学）》	张介宾 著
《伤寒论类方（内科学）》	徐大椿 著
《秘传证治要诀》	戴元礼 著
《经穴分寸歌（针灸经穴学）》	滑寿 著

医药书籍的交流

书籍是知识的重要载体，能够将知识的传播空间和时间大大拓展。中医药的知识能够绵延传承千年，除了口口相传，一个更重要的因素是一批历代的中医典籍为我们延续了中医药的血脉。如先秦东汉时期的中医典籍《黄帝内经》《难经》《神农本草经》《伤寒杂病论》经过漫长的历史传承，保留至今。但也有一些书籍诸如《黄帝外经》《白氏内外经》《扁鹊内外经》等没有流传到后世，仅仅留下了书名。因此，对于医学交流而言，书籍的刊印和流通同样是一种重要的手段。

　　近代中外医学书籍的流通和交流形式丰富多彩，既有西医书籍的传入、翻译和出版，亦有中医医籍版本的外流、印刷，以及中医书籍的外译，甚至还有外文中医书籍的回译等等。我们可以将这些书籍按照语言的类型分为中文版的医学书籍和外文版本的关于中医的书籍。前者主要是介绍西医学知识的书籍，其目的是为了让国人了解西方医学的进展，拓宽医界人士的视野；而后者，则是以当地国家语言写成的关于中医药的书籍，其目的是为了将中医学的知识传播到当地。这两类书的作者，有中国人，也有外国人。

一、现代医学书籍传入

　　我国近代西医学书刊的出版，是中西医学文化交流的产物，反映了近代西医学在我国发展的轨迹。我国出版的近代西医学书籍，最初以来华外国传教医师的译述为主。日本明治维新以后，我国赴日留学生也进行了大规模的近代西医药学书籍的翻译和编著。讨论中国近代的医学书籍传入，可以从编撰者和出版机构两个方面着手。

（1）从西医书籍编撰者来看，主要有三种类型：第一种是由早期进入中国来华时间较长，比较熟悉中国文化的外国传教士进行翻译，此种翻译方式能够原汁原味地保留西医的精髓；第二种是由外国人和中国人合作翻译，此种类型博采众长，既较为精确地反映西医的优势，又方便中国从医人员理解；第三种是由中国人通过日文转译西方医学书籍，由于日文的描述更加贴近中国人的思维逻辑，所以翻译内容的可读性也更强。

第一种类型最初是由熟悉中国文化的传教士开始的，到了近代，则有更多相关专业的学者加入。他们非常重视西医知识的中国化，开始使用中医术语加以阐述，便于中国人理解。有时还通过对中西医治疗方法进行异同比较，相互阐发，使之更为具体形象。以著名的英国传教士合信（Benjamin Hobson，1816—1873）为例，在编译西医书籍过程中，合信耐心细致地对身体、病症、方剂、药名等名目进行口述，与此同时由一名中国人用笔记录。合信说："余著书之意，欲使泰西医学流传中土，故于字句同异、药剂轻重斟酌详审，不肯苟且误人。"[1] 在他看来中医虽然拥有悠久的历史，但是中医典籍中所记载的内容是否真实可信大多无从考证，反观西方医学他有十足的信心，因为欧洲地区留存的医药典籍所描述的内容大多有据可循。合信在中国助手的协作下，1857 年在上海出版《西医略论》，该书是第一部介绍到中国的西医外科临床经验著作；系统论述病证及方剂药品的《内科新说》和附图讲解的《妇婴新说》于1858 年在上海出版。其后继者，美国首位来华传教医生嘉约翰（John Glasgow Kerr，1824—1901）一生共编译各种西医著作 34 种，几乎涵盖西医的各个方面，涉猎之广前所未有。这些书籍成为中国西医教育体系的奠基之石。

第二种类型的撰著者以英国人傅兰雅（John Fryer，1939—1928，圣公会教徒，翻译家）和赵元益（1840—1902，江苏人，著名藏书家、翻

---

[1] 冯志杰.中国近代翻译史 晚清卷［M］.北京：九州出版社，2011：77.

译家）为代表。1861 年，傅兰雅来华任香港圣保罗书院院长。由于其对中西医学的比较颇有兴趣，他于 1865 年调至上海江南制造局翻译馆工作。这一工作调动为其翻译介绍西方自然科学技术书籍提供了极大的便利。1876 年，日渐熟悉中国传统文化的他与赵元益合作翻译了一部卫生普及性读物《儒门医学》。此后出版的《西药大成》为中国人辨识西药，掌握适应证和注意事项提供了巨大的帮助。1904 年，傅兰雅为了与时俱进，紧追时代前沿，在前书的基础上又进行了增补，完善西方药物学的最新研究成果，著成《西药大成补编》。为了方便查阅《西药大成》，傅兰雅还专门编译了《西药大成药品中西名目表》，这是我国早期的一本医药专业双语工具书。另外，美国史氏曾著书《病理学》，并由上海博医会翻译，于 1913 年刊登于《中华医报》[①]。此书提到病理学可分为病因、病体、病功三个层次，按照病理学内容，可分为一般病理学和特别病理学。这些分类法成为后世病理学的学科分类基础。

第三种类型从日文转译西方医学书籍的编撰者，当首推近代藏书家、书目专家丁福保，因为有日本留学经历，精通日语。他看到了明治维新以后日本吸收了西方科学以后的生产力高速发展，所以结合自己的医学背景致力于日文转译西医书籍工作，这在当时是一种较为高效的翻译方式。1910 年，他以一腔热情慷慨出资，自设"上海医书局"，印刷出版他所编的书籍。1914 年他将从日文译编成的医书共 68 种和他自著的医书 10 多种合编成《丁氏医学丛书》。这套丛书内容丰富，几乎囊括了其毕生所学，为中国人了解西方医学的发展提供了一条捷径。这对改变旧有的医疗卫生知识体系，破除墨守成规的思想状态具有重要意义。

丁福保编译的《丁氏医学丛书》，还包含了产科专著《竹氏产婆学》《妊娠生理篇》《分娩产褥生理篇合编》《产科学初步》等。其中光绪三十年（1908）翻译出版的竹中成宪撰《竹氏产婆学》，是中国近代首部汉译日文产科学著作，包括解剖、生理、诊断、疾病、药物、手术、营养等内容，在传播西医产科学知识方面发挥了重要作用。

（2）从西医书籍的出版商来看，近代医药书籍的翻译出版主要集

---

① （美）史氏 . 病理学［J］. 中华医报，1913（7）：20-33.

中在上海地区。当时上海的出版业已经非常繁荣，据不完全统计①，民国期间上海有约500家左右各类出版机构，另外，根据上海书业同业公会的相关史料，在鼎盛时期，上海的出版行业从业人员已逾万人②。上海近代的图书出版机构主要聚集在棋盘街一带，即现在福州路的江西中路至河南中路的一段。早期，由外国人在上海开办了一些出版社，将西方《圣经》及一些科学文化书籍翻译成中文，如：墨海书馆、林华书院、格致书室等。其后，由国人主办的出版机构大量涌现，如商务印书馆、中华书局、大东书局、世界书局、开明书店等。这些出版商在中国近代史产生了巨大影响，它们对于外国医学书籍的传入、中医书籍的刊印和输出都发挥了重要作用。在大型出版商中，医学书籍的出版以商务印书馆最多。1902年张元济在该馆创建编译所，开始编纂学校用书和翻译出版外国著作。其出版谢洪赉编译的《生理学》，销行很广。该馆出版的《医学小丛书》，全部依据西医书籍翻译编辑，是我国翻译和编著出版西医书籍以来比较最完整的计划之一。中华书局自开业以来至1949年出版的西医书籍约有104种。大多数属一般性医药卫生知识读物，编入各类丛书和文库者即达52种之多，但具有专业性学术较高的书籍不多。除了综合性大型出版商外，中医书籍的刊印主要集中在扫叶山房、校经山房、千顷堂、中医书局等几家古籍出版商。

此外，由政府行政部门主持编辑出版的有：1930年5月颁布的《中华药典》。1930年教育部编审处译名委员会编订成《药学名辞》，并于1932年公布，书内载生药名词、化学药品及制剂名词共约1 400个。1935年卫生部成立编审委员会，从事编审医学图书工作，出版有：《理学实习指导》《组织学实习大纲》《内科诊疗须知》《公共卫生学》等书。

在近代开办的中医药院校，如上海中医学院、中国医学院、新中国医学院、国医学院等，都注重现代医学知识的教学。他们各自编写了大量的现代医学的教材，如：生理、生化、解剖、内科学、外科学等方面的教材，这类书籍的引入，改变了近代中医学者的知识结构，与传统中医药思想互补。民众也通过阅读书籍了解西方医学的最新发展情况，丰富自己的医疗选择，为中外医学的交流做好了知识准备。

随着西方现代医学书籍的翻译和刊印，现代医学知识大量传入国内，从专业知识到科普知识，社会的健康卫生观念发生了微妙的转变，从而催生了中西汇通等医学派系的诞生，也导致了后续的一些医学运动的产生。因此，医学书籍的刊印，成为知识迭代更新的催化剂。

二、中医药文献的外译与研究

将中医学的知识传播到海外，首先要将其转译成当地语言，加之地域空间距离与文化历史距离，民众对中国文化和中医药知识的接受程度相对较低，需要破除语言的障碍和文化的藩篱，这是一项浩繁而极具挑战性的工作。尽管困难重重，依然不断有人致力于中国医学文化的传播。从最开始的传教士，到后期的学者、官员乃至商人，他们在中医药的国际传播和中外医学交流中起到了至关重要的作用。特别到近代，随着中外交流的增加，中医药书籍的外译与相关的研究成果逐渐增多。

据中国中医研究院的马堪温教授研究和统计[1]，17 世纪西方共出版中医药相关的书籍约 10 种，1700～1840 年则上升到约 60 种，而 1840～1949 年则骤然增加至 120 余种。从内容看，涉及药学 34 种、针灸 9 种、临床 7 种、脉学 2 种、卫生 9 种。

我们根据中医外译文献涉及的学科逐一梳理，以讲述近代中医药文献的翻译及海外传播的历史。

---

① 马堪温.欧美研究中医药史及近年情况简介［C］.中国中医研究院医史文献编辑室，医史与文献资料研究 4，北京：中国中医研究院，1978.

1. 针灸文献

1939 年，明代杨继洲的《针灸大成》被法国人苏利耶（Soulié De Morant G.1878—1955）翻译成《中国之针》（*L'Acupuncture Chinoise*）在法国出版（图 11）。他在此书的扉页上写道："我将此献给医院的医生们，多亏我的工作，他们学到了针灸术，并在巴黎 4 所医院公开施诊；献给众多法国及外国的医生们，多亏这一传授，他们用针灸治愈了数以千计的患者。"① 《中国之针》成为法国乃至欧洲最早的一种针灸教材。苏利耶还

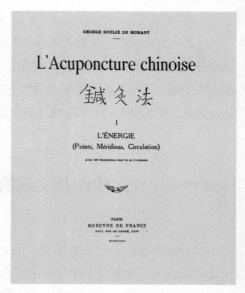

图 11　苏利耶的《中国针术》（L'Acupuncture Chinoise）

和 Ferreyrolles P. 于 1929 年在巴黎出版《中国针术和近代的反射疗法》（*L'Acupuncture en Chine et la Réflexo-thérapie Moderne*），二人又于次年继续出版了《中国的针与灸》（*Les Aiguilles et les Moxas en Chine*），苏利耶继续分别于 1932 年出版了《中国针术》，1934 年出版《真正的中国针术》（*Précis de la Vraie Acupunchture Chinoise*），书中写道：作为白人世界的首位传播者，6 年来，他终于使欧洲及北美从混乱与无知中解脱出来，懂得了中国针灸的真谛。该书被译成英、德、意、西班牙等国文字，广泛流传于欧美各国。另外，日本人中山撰写的《在日本实行的针术和中国医学》也被苏利耶等人翻译成法文于 1934 年在巴黎出版，该书介绍了针灸的方法及中医的理论，另外还附 18 幅图。苏利耶的著作大量引用《针灸大成》和《医学入门》的章节，相较于西方 19 世纪的针灸文献，他更

① 贺霆 . 中医西传的源头——法国针灸之父苏里耶［J］. 云南中医学院学报，2013，36（2）：81-83.

忠实于中国传统针灸。同时，他还有一些自己的发明，比如在"五脏"中引入"胰"，并与"脾"并列；把"三焦"与"性功能"并列；专门设置"贫血"一节，讲述针灸对红细胞增长速率的影响等。

Nguyen Van Quan 于 1936 年在巴黎出版了《实用中国针学》（*Acupuncture Chinoise Pratique*）。

Borrey 撰写的《中国针术指南》（*Aide Mémoire des Indications de l' Acupuncture Chinoise*）也于 1936 年在法国里昂出版。书中讲述了中国针术（针、灸、按摩）的施行方法，以及针术与近代物理学方法合并应用的技术。

Lavergne M.C. 于 1947 年在巴黎出版《简明实用针灸学》（*Précis d' Acupuncture Pratique*）。

1947 年，福耶在巴黎出版了《针术大全》（*Traité d' Acupuncture*）。全书分两卷，卷一为皮肤痛点及其在诊断和治疗上的应用，附表及彩图56 幅；卷二为针术图解，附彩图及表格 69 幅。另出版《中国针术大全》（*Traité de l' Acupuncture Chinoise*，1948 年）和《中国的针术》。

2. 本草文献

中医的药物学书籍在海外传播最广，影响最深的非《本草纲目》莫属。明代李时珍编撰的这部药物学专著，自成书以来，先后被翻译成日、朝、拉丁、英、法、德、俄等文字，在世界各地广泛传播。因此，我们以该书为例，来探讨中药学书籍的海外影响。

《本草纲目》约成书于 1578 年，在 17 世纪初传入日本，日本医家竞相传抄并注解，林道春的专著《多识篇》《本草纲目注》是目前所见最早介绍《本草纲目》的日本著作。在 18 世纪，《本草纲目》传入朝鲜，朝鲜近代名医池锡永（1855—1935，字公胤）将该书中与朝鲜医药实际有关的部分编撰成《本草英华》。1872 年，琉球使臣吕凤仪携带《本草纲目》返回琉球，并撰写《琉球百问》来传播和弘扬中国本草学的研究成果。在亚洲其他国家，如越南、缅甸等东南亚国家及尼泊尔、印度、巴基斯坦、斯里兰卡等南亚国家都发现有《本草纲目》

的踪迹。

17 世纪末、18 世纪初，《本草纲目》已经传入欧洲。英国的大英博物馆收藏有《本草纲目》的江西本、英德堂本和张云中本，法国巴黎的国民图书馆藏有《本草纲目》的太和堂本、张朝璘本、本立堂本、三乐斋本和芥子园本。德国柏林的旧普鲁士国立图书馆还藏有金陵本和江西本。美国国会图书馆收藏了 1596 年金陵本及 1603 年江西本的《本草纲目》。

《本草纲目》中植物的分类纲目分明，便于医药学家的参考应用，奠定了我国博物学的基础。这种分类法是当时世界上最先进的分类法之一。因此，引起欧洲学术界的极大关注。

1682 年卜弥格在德国法兰克福出版拉丁文的《中医范本》，其中的本草内容皆来自于《本草纲目》。1735 年，法国巴黎出版的《中华帝国全志》将《本草纲目》卷首部分摘译法文，使得《本草纲目》在欧洲迅速传开。1748 年，该书又被翻译成德文。1771—1777 年，俄文版《本草纲目》在圣彼得堡出版。在 20 世纪初，美国教授米尔斯和朝鲜同事将《本草纲目》译出 40 余册，后因返国而中断工作。他在 1920 年将稿本及标本转交给英国学者伊博恩，伊氏与刘汝强、朴柱秉等人合作，最终将《本草纲目》的大部分内容英译出版。

3. 中国医学史研究

中国医学史讲述的是中国医学发展的历史，近代的中国在努力向世界讲述中国医学的历史故事，一些中国医史的外文文献陆续出现。其中伍连德与王吉民合著的英文版《中国医史》在国际上影响甚大。伍连德在 1916 年阅读到美国医史学家嘉里森（Garrison）的著作《医学史》后，发现在这本近 700 页的专著中，介绍中医的部分仅为 1 页，且错误较多，便去信质询。作者复信曰："中医或有所长，但未见有以西文述之者，区区半页之资料，犹属外人之作，参考无从，遂难立说，简略而误，非余之咎。"伍连德遂发奋搜集整理并潜心研究历代中国医史资料，最终与王吉民合作撰写了英文著作《中国医史》(*History of Chinese Medicine*)。该

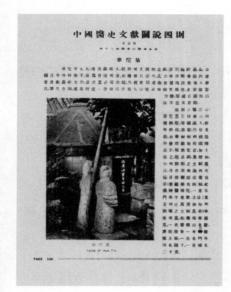

图12 《中国医史文献图说四则：华佗》①

书于 1932 年出版，四年后再版。此书至今在西方都有很大的影响力，许多西方人从中获得关于中国医学的最初知识。

近代中医史学家王吉民也致力于对中国医学史的海外传播，他用外文还撰写了一大批中国医学史相关文章。如 1939 年撰写的《中国医史文献图说四则》，同时配发了外文本。书中以文字结合照片图像的形式介绍了中国古代医学上著名的医学家、传说及医学用具，如华佗、叶天士等的生平事迹。

例如："华佗篇"，文中内容既展示出华佗墓的图片，又有关于华佗生平事迹的历史考证文献，并采用中、法两种文字进行描述，可谓是图文并茂（图 12）。

1928 年，王吉民还在《中华医学杂志》上发表《西译中医典籍考》（*A Study of Books on Chinese Medicine Translated into Foreign Languages*）。文章中详细调研了民国时期中医书籍的外文翻译以及在各国出版情况。

除了二人的工作外，国际和国内的组织和个人也在中国医史的对外

---

① 王吉民.中国医史文献图说四则：华佗墓：华佗，字符化，后汉谯县人……（中外文对照）（附照片）[J].震旦医刊，1939，4（4）：68–73.

宣传上成果丰硕。如下：

Olpp G 于 1910 年在德国莱比锡出版了《中国医学，特别是关于热带病病理学的详细报导》（*Beitraegezur Medizin in China mitbes. Berueck-sichtigung der Tropinpathologie*）。

美国医史学家嘉里森（Garrison）1914 年出版《世界医史》（*History of Medicine*）是一本著名的医史专著，书中涉及中国古代医学的章节中，着重提到了汉代医家张仲景的"张机脉学"。

Vincent E 于 1915 年在巴黎出版《20 世纪的医学在中国：古老的中国医学》（*La Médecineen Chine au XX Siécle：la Vieille Médecine des Chinois*）。

1925 年 6 月，协和医学院成立中文部，为协和医学院图书馆收集了一批中国古代医学典籍，包括许多重要的珍本和善本。该部教授李涛于1943 年在美国《医学史通报》（*Bulletin of History of Medicine*）上用英文发表《中国古代医学伦理》（*Medicial Ethics in Ancient China*）。该文主要介绍了孙思邈《千金方》中的"大医精诚"，张皋《医说》中善恶报应的故事，以及明代徐春甫、龚信、龚廷贤对医德的论述，还翻译了陈实功的"医家五戒十要"。这篇文章是最早向西方医学界介绍中国古代医学伦理的文献资料。

Read B.E 于 1926 年在北京发表论文《中国古代医学》（*Ancient Medicine*），另于 1930 年在北平出版《医院会话及中国医史大纲》（*Hospital Dialogue and Outline of Chinese Medical History*）。

1924 年德国人许保德出版《中国医学史大纲》，另外，他在《中国医人传及医籍考》（*A Guide Through the Labyrinth of Chinese Medical Writers and Medical Writings*）的第二十一页载有德文的《王叔和脉经》。

1926 年 Read B.E 在北京发表论文《中国古代医学》（*Ancient Medicine*），他另于 1930 年在北京出版《医院会话及中国医史大纲》（*Hospital Dialogue and Outline of Chinese Medical History*）。

1931 年台湾地区学者廖温仁用日语撰写的《中国中世医学史》出版。

1932 年，西格里斯特（Henry E. Sigerist）的著作《人与医学》（*Man and Medicine*）出版，该书 1936 年由顾谦吉翻译成中文，胡适校订并作序。西氏对《黄帝内经》颇有研究，认为《内经》中的健康疾病观和医疗思想与印度的阿育吠陀、希腊医生希波克拉底的医学思想异曲同工。

1934 年梁宝鉴在天津协和社会文艺社发表英文演讲稿《中国医学发展史略》（*Chinese Medicine*）出版。

1934 年陈永汉和伍长耀于在上海出版《霍乱概论》（*Cholera: A Manual for the Medical Profession in China*），全书分为四篇，第一篇叙述中国霍乱的历史、定名、霍乱的流行分布以及气候状况等，附有插图 23 幅。1936 年，二人又和伍连德共同撰写了《鼠疫概论》（*Plague: A Manual for Medical and Public Health Workers*），书内有一章详细描述了鼠疫在中国的流行历史。以上两书均由伍连德掌管的上海海港检疫处出版。

1940 年胡美（Hume E. H.）在霍普金斯大学医史研究所教学的讲稿《中医之道》（*The Chinese Way in Medicine*）在美国巴尔的摩出版。他的《东方医，西方医》（*Doctors East, Doctors West*）于 1946 年在纽约出版，书中叙述了长沙湘雅医学院及附属医院开办的经过，其中译本《医道同一》于 1949 年由上海大东书局出版。

1941 年 Snapper I 在纽约出版了《西医从中国医学得到的经验教益》（*Chinese Lessons for Western Medicine*）。

1943 年，德国人 Willy Hartner 出版了《古代中国医史》。

可见，近代，由于一批从事医学史研究专家的对外推广和宣传，使得世界能够通过中国医学史书籍来阅读这个东方医学的故事，从而开始认识和了解中医这个古老的东方医学。

4. 医学经典翻译与研究

随着对中医学认识的不断深入，一些西方医学学者开始不仅局限于对中药、针灸以及医史方面的研究，他们尝试对中医的古典医籍进行翻译，以便能从更深的层面来理解中医。西译中医典籍最早的是法国人杜哈尔德（Du Halde）的《中国地理历史年事政治纪录》（*Description Géographique, Historique, Chronologique, Politique de l'Empire de la Chine*），该书于 1735 年在巴黎出版，其关于医药所引用的书主要为《脉

医药书籍的交流

115

理》《药物》《医方》《卫生》四部分。其中，《脉理》是神父夏斐氏（P. Hervieu）所翻译的《脉诀》（高阳生著），《药物》及《医方》为节译李时珍所著的《本草纲目》，《卫生》部分则译自《长生》。[①]

近代对中医典籍外译方面，德国人许保德（Hübotter F）的贡献巨大，他是德国柏林大学医学史的副教授，对中国医学潜心研究多年，于1929年在莱比锡出版了《中华医学》（*Die Chinesische Medizin*），该书除了介绍中国医学，还翻译了《难经》《濒湖脉学》等中医经典著作。

如《脉诀》的翻译，在他之前已有法、英两个译本。其中，法译本最早，由神父夏斐所译，于1735年在巴黎首次刊行，英译本由法译本转译，有两种版本，一为卜罗氏（E. Brookes）所译，共四册，于1736年出版；另一为克非氏（Caves）刊印，共两大册，分别于1738年、1741年两次出版。经过对照，许保德决定将法文版转译成德语，该书收录于他1929年出版的《中华医学》（*Die Chinesische Medizin*）中。

此外，1913年许保德（F.Hubotter）所译的德文《寿世篇》在柏林刊行，1925年，许保德翻译的《史记·扁鹊仓公列传》被东京的《东方自然科学杂志》所载；1933年，他的《中国的医药治疗》（*Üeber Chinesische Arzneibehandlung*）在东京出版。

1924年，著名的汉学家、剑桥大学东方文化教授嘉尔斯（H.A.Giles）翻译了宋慈的法医著作《洗冤集录》。早前，他担任英国驻中国领事，在宁波期间因见官府验尸人员携带《洗冤集录》，因此引发了研究兴趣。他开始翻译该书，并陆续刊载于《中国评论》（*China Review*）中，1924年终将全书翻译完成。该书收录于英国《皇家医学会杂志》（*Proceedings of the Royal Society of Medicine*）中，其单行本由英国John Bale，Sons & Danielsson出版，上海别发书店（Kelly and Walsh）寄售。

1936年上海雷士德研究院生理学系侯祥川医师开始翻译《饮膳正要》。侯祥川是我国营养学的奠基人，这本书的翻译是他开始专门从事营养学研究的开始。

---

① 王吉民.西译中医典籍考（*A Study of Books on Chinese Medicine Translated into Foreign Languages*）[J].中华医学杂志（上海），1928，14（2）：103-105.

在华任职于西医医学院的外籍教师或医师也是中医典籍外译的主力。他们虽然从事的是西医学的教学临床工作，但在大量接触中医文献之后，加入到将中国传统医学推广到世界的队伍中来。如：

1915 年，北平协和医学院妇产科教授马士敦（J.P.Maxwell）与一位刘姓医师共同出版英译《达生篇》（*A Chinese Household Manual of Obstetrics*）。此后，他又选译了《产育保庆集》，并于 1927 年刊登在不列颠帝国妇产科杂志（*the Journal of Obstetrics and Gynaecology of the British Empire*）上。

20 世纪 30 年代，另两位在华外籍医师分别翻译了两本中医临床经典书籍。首先，北平协和医学院眼科系毕华德医师于 1931 年将《银海精微》全文翻译并在《中华医学杂志》刊出，其英文题名为：*A Resume of an ancient Chinese Treatise on Ophthalmology*；此外，成都华西协和大学牙医学院院长莫尔（W.R.Morse）翻译了《医宗金鉴》中的《外科金鉴》，但未见出版。

由此可见，中医文献的外译工作将中医学的知识传递到海外的过程中，从最开始的针灸本草文献，到后期的医学理论及临床各科文献，由浅入深，反映了近代中国与海外医学交流在深度和广度上都有所增加。对应于现代医学的传入，中医药知识的外传，两者共同构成了中外医学交流的两股潮流。

三、中医学书籍的回译

与上一节中医书籍的单向外传不同，在中医药知识输出的过程中，还存在一个特殊的历史现象，就是中医药书籍的回译。即我国的中医药文献输出之后，经过所在国的消化吸收之后，其研究成果被回传至我国，形成输出与输入并存的现象。这种现象主要存在于中国和日本的中医药书籍交流中。

在海外众多的中医药文献中，日本的汉医学文献最为庞大。日本汉方医学源自中国传统医学，一些日汉医籍同样也来自各个时期的中国。近代日本汉方医学与中医学同样经历过一场被政府取缔的浩劫。日本明治维新时期汉方医学在强势的"富国强兵""文明开化"及"治产兴业"的西化革新政策下被日本政府勒令取缔。汉方医学界曾组织起长达 20 余年的救亡斗争。这期间，日本涌现出一大批有关传统医学研究的力作，其在尊重传统中医学的基础上融入了东洋医学思想，形成了日本汉方医学。这不仅在日本国内引发轰动，而且在中国医界也引起重视，它们在近代被多次译成中文回传入中国①。

1. 回译的专著

近代，日本医家对于汉方的研究形成了几部重要的著作，这些著作被分批刊登在国内的中医学期刊上，引发国内中医学界的热烈反响。如：

（1）《临床应用汉方医学解说》②

日本汤本求真撰写，成书于日本大正十四年（1925），又名《日医应用汉方释义》。该书是一部较早探索中西医结合的方书。通过探讨中医学之长处，补充现代医学之不足，以期达到两者融合统一之目的。共列方剂一百首，每方由方论、治验两部分组成。在方论中，除记载方名、药物外，还用西医观点对药物进行药性分析，并说明其用途；在治验中，载有先贤对本方认识及部分病案，还有部分方剂比较。书中对"大黄䗪虫丸""抵挡丸""下瘀血丸"的证治有较深认识，多有阐发。该书由刘泗桥、华实孚翻译，在上海《自强医刊》上分期刊出，现存 1929 年上海东洞学社的铅印本。

（2）《皇汉医学》

《皇汉医学》是日本古方派代表人物汤本求真的代表作，成书于 1927

---

① 周琦.民国时期中医救亡斗争与日本明治时期汉方医学救亡斗争的比较研究［D］.北京：北京中医药大学，2007.
② （日）汤本求真，华实孚.临床应用汉方医学解说［J］.自强医刊，1930（9）：53-57.

年，有刘泗桥和周子叙两个版本。刘泗桥的版本于 1930 年 7 月由上海东洞学社出版社出版，同时还在《自强医刊》上连载。周子叙的版本于 1930 年 9 月由上海中华书局出版。该书对日本汉医和中国中医界影响很大。近代国学家章太炎曾说："仲景若在，则必曰，我道东矣。"中国近现代众多名医恽铁樵、胡希恕、刘邵武等都受到他的启发。

"皇汉医学"一词起源于日本明治维新时代。虽然在日本明治维新的西化浪潮中，汉方医学一度被禁止，但民间仍有有识之士积极传承中国古老的医学智慧，并延续了对发明汉方医学的汉民族的尊称——"皇汉"。在此潮流影响下，这些人自觉或不自觉地在医学上冠以"皇"字，把传统的"汉方""汉医""东洋医学"改称"皇汉医学"。当时的名医汤本求真先生以"皇汉医学"为其书名，以示书的内容非常珍贵。

该书以中医经典著作《伤寒论》和《金匮要略》基本内容，在八纲辨证的基础上，以方统证来阐释疾病的辨证论治。另外还阐述中医诊断学，如脉诊、腹诊等，使作者对中医理论系统有一个概念。后部分再以方剂为主，分述各方的主治证候，并于每方后注明该方所用药的效能，广泛搜集我国及日本对中医学说和治验，加注按语。在分述方剂时，大都以《伤寒论》的六经体系为主。作者本身是学习西医出身，因此很多地方会用西医学说来注释中医理论。

（3）《汉方医学之新研究》

日本人中山忠直著此书分别经胡渭桥于 1935 年和承淡安于 1936 年翻译。在《科学时报》及《光华医药杂志》中连载。在本书中，作者言及著书的缘由，并从世人对汉洋医学的偏见谈及汉方研究的胜利。在作者眼中汉方非中医的直译，书中也提到了日本人否定汉方医学时需要考虑的因素。并且，作者在主张汉医复兴时提到了日本几位著名的医界人士其背后均有汉医的背景，例如北里柴三郎博士及其门下等。

本书分列四篇十章，分别为：总说（绪论、医学之地方性、洋汉医学应该携手）、汉方之诊断与治疗（洋汉医学价值之比较、诸种治疗实例、汉方医学近代化之部分的成功——岸本雄二之业绩）、汉方调剂之理论（洋方与汉方效果之优劣、药物之动物试验）、针灸术（针灸治疗总

医药书籍的交流

论、针灸之理论与实际）。

2. 回译的文章

以上著作是日本近代汉医学研究的重大成果，此外还有一些重要的文章，这些文章阐述日本人的汉医学观，体现日本汉医汉药在近代的研究水平。如以下两篇：

《中西病名对照考》（1935）

日本人矢数道明曾以表格形式撰文《中西病名对照考》，并由魏萱翻译刊登在《光华医药杂志》上。作者言此稿主要根据落合泰藏所著的《汉洋病名对照录》（1882），并参考了《诸病源候论》《病名汇解》《汉洋医通》《日本医学史》等书籍。此文佐以表解，可使读者一目了然。并且新设考证、治法、治疗、病名解释等[①]。这篇文章是搞清中医学中病名的有益探索，为后世中西医结合学科的发展奠定了基础。

《日人的汉药观》（1940）

中尾万三博士撰写，由匡麟翻译，刊登于《新中医刊》。该文先概述中国各朝本草的发展史，作者通过秦始皇醉心于"服食仙草可成仙"一说以及派遣童男童女去东海采药的事例，证明在秦代中国的本草药物已进化得相当饱和。他认为《汉书·艺文志》的《神农黄帝食禁》证明了汉代是中国本草的先驱期；陶弘景的《神农本草编正》是中国药物本草的大成，更言其所著的《神农本草经》和《名医别录》里面对南北药品、古今品物、产地差异都作了详细的论述。作者也提到明清时期私家本草记述渐多，并述及日本德川时期的本草家极其注重研究汉药的名字性状，但是却只能局限在日本本土探索。文中还提到西欧的学者在数千年前就致力于研究中国本草，日本学者虽然奋起直追，但因为中国领地太大，又因中国的本草分南北二派，日本学者们所见各异。作者也感叹研究汉

---

① 矢数道明，魏萱译.中西病名对照表（续）[J].光华医药杂志，1934，2（2）：18.

药的日本学者在研究中国药物时，常有望洋兴叹之感①。

综合来看，近代出现了较多的日文和欧美语版的中医药文献，但是华人较多聚集且较多接受中医药的东南亚地区中医书籍相关译本比较少，仅有泰国中医界翻译出版的《中医基础学》《实用草药》等文献被发现②。究其原因，可能与中医药多为当地华人圈所接受，对于中医书籍的阅读本身无语言障碍有关，另一原因是东南亚地区当时都是西方殖民地，官方语言多为英文或法文，因此本来当地语种文献的存量就少。所以在中医药文献的国际版图中，华人聚集的东南亚地区中医书籍外译本相对比较少。

（康欣欣　宋欣阳）

① 中尾万三，匡麟译．日人的汉药观［J］．新中医刊，1940，3（2）：6-7.
② 刘荣伦，顾玉潜．中国卫生行政史略　插图本［M］．广州：广东科技出版社，2007：324.

药物的对外交流

中医药能获得世界的认可，源于其独特的疗效和相对廉价的成本，同时由于现代合成药所暴露出来的问题与日俱增，那么作为天然药物的中药材，则成为人们更好的选择。在中医学外传的过程中，中药始终扮演着先行者的角色，即民众先接受了中药，再接受中药背后的中医学理论，所以中药的对外交流是中医学外传的重要组成部分。

一、名扬海外的中成药

　　传统中药及中成药以其独特的临床效验，和比较小的副作用，不仅为广大海外华人所喜爱，更经海外华人的推广为一些外国人所接受。近代有一批中成药通过海外华人的应用推广以及中药出口贸易，在海外有了较大的影响，在一些地区形成了一定的市场，中成药成为医学海外传播和交流的名片，并在传播交流过程中不断体现其独特的临床应用价值。比如六神丸、云南白药、片仔癀"虎标"牌万金油等，最负盛名。这些中成药不仅受到广大华人的喜欢，并且被一些当地居民所接受，时至今日，很多已经成为家庭常备用药。

1. 六神丸

　　六神丸是上海雷允上生产的中成药，传言其创办人雷允上以神仙托梦而创制该药，其配方和制作工艺成为雷允上药号的镇店之宝（图13）。

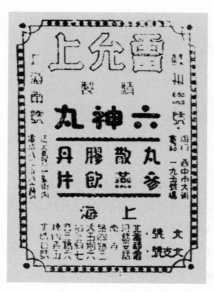

图13 雷允上六神丸广告
[《讯报》, 1939, 6 (17): 1]

六神丸有清凉解毒、消炎止痛的功效，治疗烂喉丹痧、咽喉肿痛、喉风喉痛、单双乳蛾、小儿热疖、痈疡疔疮、乳痈发背、无名肿毒效果非常好。此药一经问世，便深受民众欢迎。据民国1945年的报纸《海报》描述道："营业鼎盛，门庭如市……不但本国，就是外国生意，也着实可观。近年售价更佳，一月数涨，然而买客依然蜂拥而至，使店方穷于应付。最近，该堂北西二号的门市已经拒绝出售六神丸，说是无货应客……有的则说该号的出品，因外运过多，以致难以应锁门市。"①

据传，1936年国民政府军事委员会副委员长冯玉祥，因吃饭时被鱼刺刮破嗓子，流血肿胀，吞咽困难，夜不能寝，服了六神丸后很快止痛。

民国时期六神丸还远销到了海外，同样也取得了不同凡响的效果。

1938年4月，日本天皇裕仁因咽峡炎，讲话困难，侵华日军把近十盒六神丸运往东京，服用后立即见效。

还有传闻：六神丸传到日本后，有位商人看到它的神奇疗效后，赞叹不止，于是想把六神丸的配方搞到手。之后他来到中国上海，对店主许以重金，欲索得配方，为店家拒绝。于是日商买通药店账房先生，从中套来"六神丸"的配方，同时又在雷允上的前后门观察所进药材。经过一番苦心打探，大致摸清六神丸的配方，但是对制造工艺和流程搞不清楚。于是日本人开始自己研发，研制出了功效没有雷允上的六神丸那么好，但还是具有一定疗效的成药，取名为"仁丹"，并投入生产。"仁丹"后来被倾销到中国，并在上海到处做广告。

① 白驹.六神丸无货应市 [N].海报, 1945-7-6: 3.

2."虎标"良药

华侨胡文虎、胡文豹经营的缅甸永安堂，将其父胡子钦由国内带去的祖传"玉树神散"，根据中西药理，采撷中缅古方，制成以老虎图案为商标的五种中成药，即：万金油、八卦丹、头痛粉、清快水、止痛散。这些"虎标"良药，既能外抹，又能内服，且携带方便，价钱便宜。其中的"万金油"，功效多样，成为一种深入人心的家庭必备良药，并成为中文俚语"万金油"的来源。"虎标良药"在东南亚各国非常畅销（图14）。

关于"虎标"良药的配方，胡文虎生前未曾留下任何材料，引发后人很多猜想。其一：祖传说，这是胡氏后人的说法。早在胡子钦在缅甸创办"永安堂国药行"之时，缅甸一带盛行头痛呕吐泄泻病，结合当地气候炎热、空气潮湿的因素，中医认为，多为暑湿之邪导致，比如当地居民常患的"痧子"，在中医中就有通过刮板在体表反复刮擦以使邪热通过经络透出的疗法。也有通过服用清新挥发性的中药来使得暑湿之邪通过汗液或尿液排出体外的疗法。而胡家后人所说的祖传良方"玉树神散"，从已知的成分来看，山苍子、樟脑、薄荷等多属于

这类中药材。第二种说法，民间验方。这是流行在胡文虎家乡的一种看法。传说胡文虎在年轻时在仰光结识了一个广东客家的货郎老人，胡文虎接手"永安堂"之后，将货郎老人请入堂中，货郎老人将含有山苍子的消暑配方传给胡文虎。胡文虎运用现代药物提炼工艺，将配方优化后，制成后世大名鼎鼎的"万金油"。第三种说法，西医传授说。有观点认为，胡文虎的虎标良药用的是德国

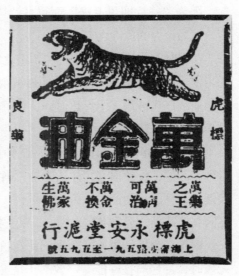

图14 虎标良药广告
（《社会日报》，1936 年 7 月 27 日第 2 版）

人的药方，因为胡文虎的弟弟胡文豹在德国的西药房做过职员。也有说胡文虎当年闯荡新加坡时，结识了一位西医的华侨医生，是他将自己的成药配方传给胡文虎。这些观点显然过于牵强。

综合各方的观点，最可信的是，胡文虎的"虎标良药"是来自中国传统的中药处方，经过胡氏与其下熟悉现代药物提炼工艺人员的合作研发制成的。其虎标良药摆脱了传统中药药材的弱点，提高了有效成分浓度，又避免了西药耐药性的问题，是中药现代化的一个成功案例。

3. 片仔癀

福建传统中成药片仔癀，具有消炎止痛、清火败毒、祛除疔疮的功效（图15）。

据传其来源于明朝宫廷内配方，明嘉靖三十四年（1555年），一位御医因为不满朝廷的严嵩父子残害忠良，逃离京城，流落至福建漳州，隐姓埋名，在漳州东郊璞山岩寺出家为僧。他善于治疗热毒肿痛，跌打损伤。开始仅为寺内僧人治疗，后来名气逐渐传开，附近百姓皆来求治。他的配方采用上等麝香、天然牛黄、田七、蛇胆等名贵中药，炼制成药锭。因为"一片即可退癀"而得名"片仔癀"。该方在璞山岩寺代代相传，成为该寺的传寺之宝。

在旧时闽南片仔癀被奉为"镇宅之宝"，当地走亲访友素有送片仔癀的习惯。在海外华人眼里，片仔癀被视为"神药"并广泛应用。在印度尼西亚片仔癀被用来治疗热血病、登革热，在日本被用于治疗前列腺炎，在泰国被用于预防和治疗性病。

20世纪30年代，印尼华侨、泗水中医公会主席林庭槐将片仔癀配方带到了印尼，收效很好，被认为是"确实能止痛去毒之唯一特效药"。抗战期间，林氏捐出配方，采购原材料，亲自指导生产了1 500包片仔癀，连同其他药品，经香港转送国内，以支援国内抗战。

据传在之后的越南战争期间，在抗生素对某些枪伤刀创、恶疮毒虫无效时，片仔癀往往能有奇效。于是美军大量采购，作为士兵丛林作战的军需。中国因此在一段时间内禁止片仔癀出口。

20 世纪 80 年代上海爆发流行性甲型肝炎，片仔癀在治疗中也发挥了重要的作用。

当前片仔癀的配方和工艺，已经成为国家机密，被国家质监检疫总局认定为原产地标记保护产品。

4. 云南白药

云南白药是近代著名的中成药，具有化瘀止血、活血止痛、解毒消肿之功效。问世百年来，以其独特神奇的疗效，被誉为"中华瑰宝、伤科圣药"（图 16）。

据发明人曲焕章称，早年受一旧游医姚连钧指点，在 1902 年研制成功"百宝丹"。1916 年曲焕章将自制配方交给云南省政府警察厅卫生所检验，合格后被允许公开发售。1923 年前后，云南政局混乱，曲焕章依然坚持钻研，改良配方，形成"一药化三丹一子"，即普通百宝丹、重升百宝丹、三升百宝丹、保险子。1928 年，瓶装"曲氏万应百宝丹"上市，开始畅销海内外。

第一次世界大战期间，法国驻扎昆明的"法弛医院"医生将该药传至欧洲。20 世纪 20 年代，云南白药又销往了日本、东南亚、南洋群岛等地。

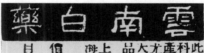

图 15　民国年间片仔癀广告
（李启宇.厦门史考据［M］.厦门：厦门大学出版社，2013.06：87.）

图 16　云南白药广告
（《精华日报》1932 年 5 月 4 日第一版）

抗战时期，在台儿庄战役中，滇军将士都随身携带白药，如果受伤，不管轻重，就外敷和口服这种药粉，一些重伤情况也多能救治，并且可以重返战场杀敌寇。当时的日本报纸惊呼："滇军打不死！自九一八与华军开战以来，遇到滇军猛烈冲锋，实为罕见。"此战之后，云南白药名声大振。

1945 年美国一名随军记者在《从印度到中国》一书中对于云南白药给予高度评价。

5. 上海名医朱寿朋的验方在海外应用

民国时期，上海的一些报纸时常会报道根据国内中医的经验方制作的成药在海外应用的情况。例如，上海名医朱寿朋（图 17）在民国时期集多年临床经验，研制出了一些"验灵药"，如宁坤宝、天台黄药、独灵草、救血六神丹、痢独灵、小儿疳积草、小儿保护丹等。在海外被使用，并取得不错的疗效。

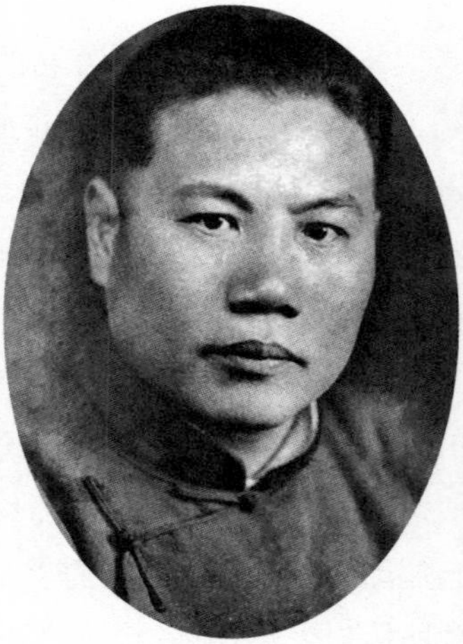

图 17　朱寿朋（1895—1961）

（1）宁坤宝

朱寿朋根据多年临床经验研制出的宁坤宝，是一种滋补肝肾、补血安神的药物，主要由"女贞子（酒炙）、覆盆子、菟丝子、枸杞子、何首乌（黑豆酒炙）、龟甲、地骨皮、南沙参、麦冬、酸枣仁（炒）、地黄、白芍、赤芍、当归、鸡血藤、珍珠母、石斛、菊花、墨旱莲、桑叶、白薇、知母、黄芩"合计二十三味药物组成。用于治疗月经不调、带下等妇科疾病。

据当时报纸记载：宁坤宝作为灵验畅销佳品，帮助了不少女性患者解决了白带难题。不仅造福了国内友人，也帮助海外同胞度过"难关"。例如：在日本，苏定克的妻子患有白带症长达 7 年，曾经奔波于东京各大医院，延请诸位妇科名医为夫人进行会诊，期间使用各种治疗策略，包括注射、服药、洗涤，效果均不佳，病情没有好转。后来苏定克辗转于东京各大图书馆，在翻阅中国刊物《医界春秋》时发现，宁坤宝这一味药物似乎能针对该症。于是他尝试购买了两瓶给夫人服用。服用两瓶后便收到效果，患者本人反馈也较好。之后陆续又通过旅购买了二十三瓶服用，经过 4 个月服药治疗，苏定克夫人白带旧病得到根除，身体状况也逐渐好转。由于服用宁坤宝这款药物收到了意想不到的效果，苏定克希望通过《医界春秋》让更多华侨同胞了解这款药物的作用和效验，宁坤宝因而开始远销日本。

在越南，当地医师张威有一个李姓好友，妻子患有带下病 5 年有余。李先生来求诊，希望能治疗疾病。张威起初给以《傅青主女科》的完带汤等方剂治疗，收效不佳。后来更换了达仁堂的坤顺丹，似有起色，但病情又反复。张威偶然间在翻阅《医界春秋》等刊物时，发现了其中刊载的宁坤宝一药，于是便委托上海的亲戚为他们购买这款药物，使用了八瓶之后，患者的陈年旧疾便已消失，且月经更为规律，经量较往常增加，肌肤也透出柔润光泽。

（2）天台黄药

相传是"天台山人恃此治胃痛"的特效药，因其形状特异，又得"翻天印""黄金果""紫金芝""菩提舌"等别名。朱寿朋据此方为基础，研制出便于服用的复方，起名肝胃独灵散。此药由"藏红花一两、炒枳壳一两、生五灵脂一两、广木香三两、贡沉香三钱、公丁香三钱、胡椒粉三钱、明腰黄三钱、巴豆霜三钱、高良姜五钱、北柴胡三钱、桑黄五钱、桂葺五钱、樟梨一钱"等药物组成，具有"消制胃酸、被护黏膜、镇定胃之神经痉挛、化癌作用"等功效。

据《医界春秋》记载：曾有日本医生进行大批采办。日本神户华侨叶颂明将自身的使用经历，告知当地医生荣井松本。荣井先生经过反复的临床验证，得出较为可靠的数据，即拜托叶颂明与国药当局接洽，以购买原料加以研究。

（3）救血六神丹

朱寿朋自述是由"桐柏山之崇道观晤叶清虚道人"传授，使用了

"血灵子、金丝龙鬚草干膏、鱼鳖金星、仙桃草"四味药物组成，主治疗"肺痨咳血、胃病吐血、鼻衄"等症状[1]。关于其疗效，有以下报道：

1935 年中国医药书局药品部收到了来自印度的医学家韦斯尔（Wesl）的来信和汇款，指明"救血六神丹要求批量采购"，信中提及"新加坡华侨刘志刚君"曾为他介绍这款妙药，治疗了他"吐血三年的陈疾，德国、英国诸多医家束手无策"，在服用三盒救血六神丹之后，药到病除，引起了韦斯尔的极大兴趣[2]。

民国时期，漳州绥靖主任公署的朱亦飞也曾经为吐血疾苦困扰 3 年有余，当时经过日本医生尾次三木博士诊断，得出西医结论为二期肺结核，起初采用日百克妥儿（Pectol）及德国药物咳逆苏根（Krysolgan）进行注射，并服用鱼肝油辅助治疗。服药后症状有所缓解，仍咯血不止，又用钙剂与可阿古连止血，疗效欠佳。后寻得中医进行诊治，用养阴保肺之法，收效欠佳。偶然得到救血六神丹这款药物，两盒便有巨大改观，咯血咳嗽症状俱解[3]。

尽管近代我国中成药在世界医药市场上有一些成功案例，但是在世界贸易中药市场上，还是日本汉药占优势。明治维新以来，日本接受了西方现代科学技术，在药学方面，引入了西医药现代化制药技术和工艺，并运用于中药的生产，从中药的生产、储运、粉碎、提取、浓缩、干燥、制粒、包装、检测等方面全部采用新仪器、新工艺，使日本汉药的生产实现了工业化。例如，在对中药剂型改良方面，传统的中药剂型一般是"汤剂""散剂""丹剂""丸剂""软膏"等，中药现代化使之在日本出现了中药颗粒剂。1944 年，日本国立东亚研究所第一代所长板仓武首先将伤寒名方柴胡汤、青龙汤等制成了颗粒剂。1947 年渡边武公开发表有关颗粒剂的文章《汉方制剂煎出法的研究》。这种剂型的具体制法是：将煎煮过的药液放在真空玻璃瓶中，将液体挥发后，可以获得药物的颗粒型粉末。这种"如奶粉状的生药制品"不仅实现了汉方的制剂化和规模化生产，其高效性及便捷性，而且便于储存和携带，使得日本汉方成药得

① 朱寿朋.救血六神丹之原方［J］.家庭医药（上海 1933），1935，2（22）：10-11.
② 编者.实验灵药报告录：（3）救血六神丹：印度医家采用［J］.医界春秋，1935，102：29.
③ 朱亦飞.名医治验录：救血六神丹治愈三年血症［J］.医界春秋，1935，104：37.

到了进一步推广。日本汉方主要从对《伤寒论》的一些经方进行制作工艺及剂型的改良开始，陆续将大量的传统中药经典方制剂化，并销往全世界，由此来占领大部分的中药贸易市场。

其实，近代在推进中药现代化进程上，中国的起步也不算很晚。19世纪末，雷允上率先在上海开始应用机器生产中成药，如珍珠粉用球磨机研制。雷允上还创立了上海中药业中第一个化验室，引进了海外留学的化验师。随着六神丸等成药需求量的成倍增长，其所需的原料如麝香、西牛黄的来源逐渐紧张，雷允上又成立了全国中药行业中第一个研究所。早期还有研究我国方药的西方人，将现代的制药技术引入中国。如加拿大商人 Williams 于 1905 年在上海创办药局，所经售的药物，多数由传统方剂浓缩而来，如如意膏、红色补丸、清导丸、钮禄丰止痛片、吸入止痛片等，销路甚好。1921—1924 年，上海粹华药厂用机械制炼药液，生产中成药 300 余种。1929 年佛慈大药厂研制成功中药浓缩丸。后因民国政府《废除旧医案》，一段时间内上海没有中药厂增设。直到 1935 年，徐重道国药号设新药部，制售家用中成药。

可见，近代我国也研制出很多颇有效验的中成药，这些由中药传统验方采用现代科学工艺加工和生产后，一些成为深受世界各地患者喜欢的驰名中药产品，它们是中医走向世界的一张名片，为中医药在近代世界医学中有一席之地提供了有力的保障。现在看来，中药要实现现代化尚需要克服多种障碍，如：思想观念、医疗政策、科技水平、工业水平、贸易水平等，才能真正走向世界。在近代，这些障碍显得尤为巨大。

二、上海的药材对外贸易

近代上海是中国最大的中药材集散地，以药材贸易引人注目。原因在于上海的地域优势，位于中国东部漫长海岸线的中点，是长江航道门户，直通中国腹地，境内水网密布，黄浦江水深江阔，襟江带海，交通尤其水上运输特别便利。门户开放之后，外国海运业纷纷登场，将中国的货物从这里发出运销到世界各地，世界各地的货物运到这里集散。

以中日贸易为例，根据 1918 年商务印书馆编撰的《上海商业名录》记载，当时已经有大阪商船株式会社、日本邮船株式会社、东洋汽船会社、日清轮船公司等多家日本大型海运公司在上海设立了营运点。近代上海航运业的兴旺为本地中药材国际贸易的发展提供了先决条件。

随着中药材国际贸易的兴起，上海的中药材的鉴定和中药材加工技术也有了很大的提高，并具有了一些地域上的优势。根据前述的《名录》记载，1918 年，在上海加工中药材的药房、制药公司就有 120 余家，其中专营中药材的有 42 家，专营参茸的有 20 家。店家在满足国内市场需求的同时，把眼光投向国际市场，坚持"古为今用，推陈出新"，精心筛选和改进古代的处方，努力开发药材资源，大胆引进新的制药技术，使得上海的中药材获得国际认可。特别是中医界专业人士介入中药国际贸易，使得上海成为近代中药材贸易的枢纽。以光华医药社槟城分社社长李昌安为例，他在马来西亚槟城开办了万宝参茸公司，经营国药。其进货渠道是通过上海光华医药社的关系，并与北京分社社长王辑光过从甚密，甚至从俄罗斯海参崴地区采购一些地道药材。

近代从事进出口贸易的商家可以分为"洋行"和"洋庄"，"洋行"是外国人出资经营的商家，而"洋庄"则是由中国商人投资设立的商家。而"洋庄"又有"本庄"和"办庄"之分。一般来说，在国内设立的总部为"本庄"，在境外设立的分支机构就叫"办庄"。

由于中药材品种复杂，讲究"道地药材"，外商缺乏这类知识，因而无法插足中药贸易。所以除大黄、麝香等商品的出口被洋行把持外，其他的一般药材主要贸易都由华商的"洋庄"包揽。根据另外一种观点[1]，在中药材行业中，"洋行"也并非外国人经营的，有些浙江和福建籍的药材商人在法国租界及其上海南市咸瓜街一带开设的商号也常常以"洋行"

[1] 翁其银.上海中药材东洋庄研究［M］.上海：上海社会科学院出版社，2001：48.

自居。因此，在讨论中药材的对外贸易时，我们不区分"洋行"和"洋庄"，按照贸易方向，统一分为南洋庄、东洋庄和西洋庄。

南洋庄——中药东南亚贸易的主要途径

南洋庄是上海与东南亚各国进行进出口贸易的商号，是最早出现的出口贸易商号，其包括了以进口为主的九八行（在侨商和国内商人间收取 2% 佣金的中介）和以出口为主的南洋办庄。

一战前，由于直接班轮很少，上海对南洋（即东南亚地区）的贸易大部分经由香港转口，或经华南的汕头、厦门各口岸转运。20 世纪 20 年代开始，上海与新加坡、印尼、泰国等地直航班轮增多，对南洋贸易亦随之增加，中药材也成为南洋庄重要的贸易业务。产自南洋和其他地区的（如非洲和大洋洲）的犀牛角、牛黄、槟榔、豆蔻、乳香等百余种所谓南药经华南各口岸运来上海；南洋地区所需要的中国药材如生地、白术、菊花、当归等，则从上海口岸运输到南洋。当时的上海从事药材进出口贸易的商户主要有：广帮刘财兴、公和号、琪记、合记、耀记、永兴泰、陈信义等；潮帮大同昌、林宜记、许诚昌、信泰、洪泰兴、达记、兰赞记等；本帮有森大、北洋参茸公司、元生永、德昌丰、乾泰等。据报道[1]，1937 年抗战前夕，沪上经营药材的南洋庄有 19 户，例如，创办于 1927 年的本帮北洋参茸公司，由黄祝尧主持日常业务，经营人参、鹿茸、银耳等药材的出口，主要销往新加坡、荷属印尼等地区，在美国、加拿大地区也有少量的贸易。同时还进口一些西洋参和燕窝。北洋参茸公司在国内南京、西安、昆明等地均设有分号，兼营国内批发贸易。

除了中药材出口贸易外，上海地区还有一些中成药的出口，例如，童涵春的人参再造丸、姜衍泽麝香膏、宋公祠参贝陈皮等，经上海会丰商店在海外经销推广而闻名于南洋各国。

据相关资料统计，1928～1931 年间上海口岸中药材和成药对南洋和港澳等地区出口情况如下表 2[2]。

① 薛理勇.上海掌故辞典［M］.上海：上海辞书出版社，1999：676.
② 上海社会科学院经济研究所，上海市国际贸易学术委员会.上海对外贸易 上 SHANGHAI［M］.上海：上海社会科学院出版社，1989：449.

药物的对外交流

表2 1928～1931年上海口岸中药材和成药对南洋和港澳等地区出口情况

单位：千关两

年份 类别 地区	1928			1929			1930			1931		
	中药材	成药	合计	中药材	成药	合计	中药材	成药	合计	中药材	成药	合计
香港	2 620.2	77.5	2,697.70	2,610.80	65.8	2,676.60	2,853.90	61.7	2,915.60	2,520.70	43.8	2,564.50
澳门	–	–	–	–	–	–	0.1	–	0.1	0.1	–	0.1
安南	–	0.3	0.3	1.–	0.2	1.2	1.3	0.1	1.4	0.2	0.3	0.5
暹罗	2.5	0.4	2.9	0.3	0.2	0.5	1.5	1	2.5	4.1	0.6	4.7
新马	33.7	26.4	60.1	53.3	29.6	82.9	54.7	26.4	81.1	38.–	30.6	68.6
荷印	7.4	7.7	15.1	10.7	7.4	18.1	6.9	3.3	10.2	5.6	1.1	6.7
缅甸	0.3	1	1.3	5.–	0.9	5.9	1.3	1.9	3.2	1.5	1.4	2.9
菲律宾	1.4	2.1	3.6	0.8	0.1	0.9	0.4	0.4	0.8	1.3	–	1.3
合计	2 665.5	115.4	2,780.90	2,681.90	104.2	2,786.10	2,920.10	94.8	3,014.90	2,571.50	77.8	2 649.3
对其他国别和地区出口	495.6	6.–	501.6	565.8	7.–	572.8	531.9	3.8	535.7	566.1	1.6	567.7
总计	3,161.10	121.4	3,282.50	3,247.70	111.2	3,358.90	3,452.–	98.6	3,550.60	3,137.60	79.4	3,217.–
对南洋（包括香港）地区出口所占%		84.70%			82.90%			84.90%			82.40%	

资料来源：根据上海日本南工会议所编制：《上海港输出入贸易明细表》。

注：由于麝香、甘草、大黄、五倍子等出口，多销往欧美地区，在海关册上均又专项统计，因此不包括在上表销往南洋的统计之内。

1936 年全国对南洋和香港地区中药材和成药出口情况见下表 3[①]。

表 3　1936 年全国对南洋和香港地区中药材和成药出口情况　单位：千法币

	中 药 材		成 药（注）		合　计	
1936 年全国出口总值	9 845		972		10,818	
其中：		占全国数 %		占全国数 %		占全国数 %
对香港出口	6 349	64.49	262	26.91	6,611	61.11
新马出口	246	2.5	231	23.8	477	4.41
印尼出口	147	1.49	45	4.68	192	1.78
暹罗出口	55	0.56	13	1.34	68	0.63
菲律宾出口	5	0.05	20	2.02	25	0.23
对五个地区出口合计	6 802	69.09	571	58.75	7,373	68.16
上海口岸出口总值	3 639	36.96	531	54.6	4,170	38.55

资料来源：根据 1936 年海关关册统计数编算。

上海中成药南洋贸易——以上海会丰商店为例

由香港绅士何华生开办的会丰商店，其总店设于新加坡，在荷属印尼、马来亚、暹罗和香港等地均有联号，在中国内地的汕头、厦门、桂林等地也有分店，商店在国内外分支机构共计达 30 多个。

1920 年开设的上海会丰商店，主要以出口中成药为主，与上海华商的各大药房和药厂多有业务往来（表 4）。

中法药房的艾罗补脑汁、杏仁露，中西药房的痰敌、胃钥，五洲药房的人造自来血、月月红，施德之药房的疹药水，九福药厂的百灵机等，都曾委托会丰商店经销到南洋各地。这些药店制作的中成药制剂依托会丰在海外的成熟销售网络外销，在南洋为当地华人熟知，并成为热门货。

① 上海社会科学院经济研究所，上海市国际贸易学术委员会. 上海对外贸易［M］. 上海：上海社会科学院出版社，1989：450.

药物的对外交流

表 4　会丰与相关药厂业务往来金额[①]

药厂或药房	年营业额（法币：万元）
上海中法药房、施德之药厂	各 10 万～15 万元
韦廉氏	8 万～10 万元
兜安氏、童涵春、中西药房	各 7 万～8 万元
柯尔登、雷允上、第威德、九福	各 4 万～5 万元
科发、唐拾义	各 3 万～4 万元
太和、泰和、宋公祠、南洋、集成、姜衍泽	各 2 万～3 万元
姚佐顿	1 万元
总计	100

西洋庄——中药材欧洲贸易的主要途径

西洋庄是上海与西方国家进行贸易的一些商号。近代上海对西方的商品贸易主要由外商洋行所控制，华商西洋庄只能在洋行经营的夹缝中活动，发展十分缓慢。

西洋庄所经营的药物贸易主要是西药，随后出现了中国最早的西药药房。1850 年英国药剂师洛克在上海开设了第一家西药房 "shanghai Dispensary"（上海药房）。之后又出现了 "老德记"（英国）、"屈臣氏"（英国）、"科发药房"（德国）、"良济药房"（法国）等外国人开办的西药房。紧随其后，看到了西药贸易在上海的商机，中国商人也开始开设西药房经营西药批发和零售业务，华商西洋行和西药店逐年增多。例如，黄楚九于 1890 年创办的 "中法大药房"，庄凌晨于 1889 年创办的 "华英药房"，夏粹芳等人于 1907 年开办的五洲大药房，黄云华和陈梦飞于 1907 年创办的华美大药房，史致富于 1933 年创办的 "万国大药房"。

与此同时也出现了专门经营医疗器械和齿科材料的商行，当时在上海就有 15 家医疗器材（械）和齿科材料商店。如成立于 1929 年的美利商行，主要经营医疗卫生设备。

和南洋庄和东洋庄相比，中药材出口贸易在西洋庄的贸易业务中占比较小，主要由从事中国土特产品出口贸易的商户所经营。

---

① 原会丰商店成员何镜光访问录，1961-10.

东洋庄——中药材东亚地区贸易的主要途径

东洋庄主要指主营上海与日本，包括当时日本殖民地朝鲜和台湾贸易的一些商号，其中如裕孚洋行、晋和洋行、德大洋行、捷裕洋行等五、六家在当时上海滩比较有实力的东洋庄商行。

裕孚洋行是资本比较雄厚的综合货物出口商行，其药材进出口业务主要由裕孚系中的裕孚药行和寿康药行经营，这些商行在台北、台南、基隆、香港等地均设有分行，例如，裕余商行、裕泰商行、裕丰商行和裕有商行等。

成立于 20 世纪世纪初的晋和洋行，位于上海南市洋行街的中街。洋行成立之后，以台北蔡水发经营的金联发商行为主要营销渠道，向当地东昌药行、德泰药行、悦隆商行、源泰商行、时春药行、壮义芳商行等出口中药。1922 年其收购了即将倒闭的金联发商行的部分股权，并将金联发商行作为裕孚洋行在台湾地区的分店。

东洋庄中经营药材的商行关系比较松散，因此较难统计出当时从事药材贸易的商行确切数目。但可以从翁其银《上海中药材东洋庄研究》一书中所记载日本长崎泰益号业务往来信息资料中来了解上海东洋庄经营药材贸易情况的一些大概。

长崎华商泰益号是一家从事转口贸易的商号，店主陈世望开设了从上海到日本长崎的转口贸易，当时的一些中国商品通过这个贸易渠道进入日本市场。据翁其银统计，当时上海约有 30 家药材商号参与了长崎华商泰益号的转口贸易业务。他还罗列了一些当时上海东洋庄中药材出口商寄给长崎泰益号的商务信件资料，共计 20 余家，详见下表 5。

表 5 上海中药材东洋庄的部分出口商
（据上海中药材东洋庄 20 余家出口商寄给长崎泰益号的商务信件资料制成）

出口商社名称	地　址	经　营　者	备　注
裕孚药行	南市外咸瓜街	谢玉朝等	裕孚系的主要药材商社之一
寿康药行	南市外咸瓜街 244 号	谢玉朝、杜应祥等	裕孚系的主要药材商社之一

（续表）

出口商社名称	地　址	经营者	备　注
寿康福记药行	南市外咸瓜街 244 号	谢玉朝、周定志等	裕孚系的主要药材商社之一
裕孚洋行药材部	法租界新开河金利坊 40 号	周定志、杜应祥等	
鼎大药行	法租界洋行街舟山路 6 号	黄聊钳、周定志	
鼎成药行	南市里咸瓜街	陈仰松	鼎成系的第一家药行
鼎成泰记药行	南市外咸瓜街	陈仰松	鼎成系的第二家药行
松茂药行	南市咸瓜街施相公衢内	陈仰松	鼎成系的第三家药行
乾泰药行	南市老太平街 18 号	庞邦彦、姚市南	上海出口商的三大主角之一
协成元记药行	南市外咸瓜街	陈延龄等	浙江帮经营的大型药行
同康药行	南市外咸瓜街大王庙北	张钦重	浙江帮经营的药行
鼎发药行	南市外咸瓜街老太平街中街	李厚瑜	浙江帮经营的药行
泰生药行	南市咸瓜街老太平街	陈敬麈、张美才	
惠生药行	中华路孙家街 7 号	陈影帆	
源来药行	南市咸瓜街中市	姚锡尧	
森大药行	南市外咸瓜街太平街南首	陈文铭、姚鸣涛	浙江帮经营的药行
公和药行	南市外咸瓜街施相公弄		
志大福记药行	南市里咸瓜街	陈锦辉	
葆大参号	南市外咸瓜街中市 72 号	凌寿鹏	人参采购与批发的专业店
阜昌参号	南市外咸瓜街 169 号	徐炳辉、孔慎甫	人参采购与批发的专业店
慎昌药材部	爱文义路泥城桥西	不明	

可以看到，东洋庄所经营的中药材品种较之南洋庄和西洋庄更为全面，据翁其银在《上海中药材东洋庄研究》统计，约有 200 种之多，如：独活、羌活、细辛、菊花、附子、肉桂、吴茱萸、贝母、杏仁、半夏、茯苓、苍术、秦艽、朱砂、天麻、蜈蚣、全蝎、郁李仁、当归、大枣、

川芎、地黄、阿胶、人参、党参、黄芪、莲子、沙参、麦冬、枸杞、鹿茸、羚羊角、杜仲等。

近代日本亦有一些药行和药商从事中国药材和日本汉药的进出口贸易，例如日本的东亚公司、第一工业制药株式会社，其中东亚公司的仁丹、中将汤、胃活等，民国时期已经在上海及长江沿岸各地开拓了自己的产品市场，并且和中国生产的类似中药产品形成竞争关系，当时的上海各大报刊以及闹市地段，经常可以看见东洋汉药和国内中成药品的广告对战（图18～图20）。

当时日本向中国倾销的汉药，其实很多都来源于我国古方，如："翘胡子仁丹"的处方是源于我国古代中医药方剂"诸葛行军散"，而且原料也都来源于我国，经过日方的现代化生产之后，返销到我国国内，为日方创造了大量的利润。据海关华洋贸易总册记载，1915年，仅仁丹、清快丸两个品种，在上海口岸输入就达49 858关平两，1918年更增至122 624关平两，按照当时的关平两换算成银元，每年进口就约20万银元，这个数字还不包括走私进口在内。

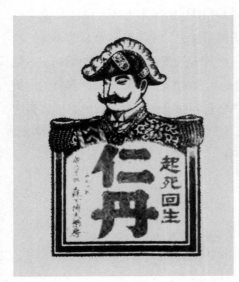

图18　日药仁丹广告
（《新闻报》1937年6月21日第10版）

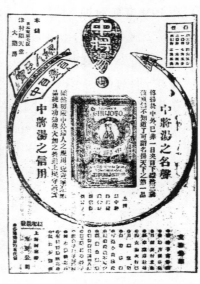

图19　中将汤广告
（《新闻报》1914年3月7日第7版）

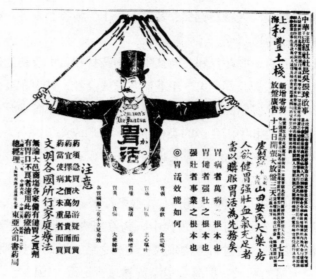

图 20　胃活广告
（《时报》，1913 年 8 月 24 日第 4 版）

"孤岛"时期的出口贸易

即使在"孤岛"时期，上海的中药材出口业依然较为发达。其贸易量在 1938 年短时期下降之后，1939 年即开始逐年上升，1941 年追上战前水平。这类商品的出口仍然为华商所独占。由于药材贸易的不减，有些原来只经营内贸的中药行号也开始开展外贸药材生意。如胡启记、怡成等，一时对香港出口药材的商号达到 30 余家。不仅外贸，药材的内贸也在此时发展迅速，从当时上海药材业同业公会的会员数就可以发现这一现象，在抗战前期会员为 100 多家，到孤岛时期逐步增加到 500 多家。华商药材行业甚至将"孤岛"时期称为"黄金时期"。

（康欣欣）

中西医学汇通

中西医学汇通是传统中医在西方医学传入中国之后，受西医学影响而产生的融汇中、西方医学的思想。这种思想在特定的历史条件下产生，取中西医学各自的长处，既用传统的中医思维思考问题，又利用现代的西方医术解决问题。中西汇通思想最早出现在十九世纪中叶，西医大量传入中国，传教士的到来，西医书籍的翻译，西医学校、医院的建立，留学生的外派，对几千年中国的传统医学造成了很大的冲击，如同中医界的"洋务运动"，一批有识之士希望通过改良来保存传统医学。于是"中为体西为用"的中西汇通派登上历史舞台。医学上的"中西汇通"一词，最早见于徐寿的《医学论》，其后唐容川、朱沛文、张锡纯、恽铁樵等代表人物纷纷涌现，他们提出"衷中参西"的医学改良原则，试图参考西医学的先进知识，从中医药的本源出发，建立一种新的医学形态。

一、汇通的历程与分歧

在西医进入中国的初期，虽然列强的枪炮已经打开了中国的国门，但由于现代科学技术知识对大部分国人而言还很陌生，在疾病治疗的效验上，西医尚无明显优势，加之药物贸易还不发达，西药没有大量进入中国，西医也没有获得竭力的追捧，中医在整个社会医疗体系中仍处于主导地位。但进入近代之后，随着中外交流的深入，这种局面发生了改变。质疑的声音开始出现，甚至有部分人在接受了近代西方医学之后，全盘否定了传统医学，他们提出消灭中医的口号。例如余云岫、褚民谊、汪企张等人曾在国民政府中积极推行消灭旧医的行动，这些行动最终在 1929 年 2 月的南京国民政府中央卫生会议上获得政府支持。虽然在社会各界的竭力反对之下，该提案最终被取消，但是中医在近代中国卫生体系中的主流地位已经发生了动摇，并随时都会陷入消亡的境地。因此通过中西汇通来改良中医，通过改良中医来保存传统医学，在当时的中医界已经显得刻不容缓。

上海是近代汇通思想的发源地之一，涌现了一批致力于中西医汇通的医家，他们用自己所掌握的西医知识来解释中医的合理性，驳斥废除中医的言论，并试图采取中西汇通的观点来阐释中西医学，采西医之长，补中医之短，从而促进中西医学共同进步和发展。例如，著名中西汇通医家唐容川常年窝居沪上，他提出："西医亦有所长，中医岂无所短"。认为西医在"格物"方面，通过解剖学去了解人体，从细胞的微观层面去观察生命，重视病源和局部病灶的观察。于是提出"不妨取西医之所长，以补中医之所短"。近代具有中西医汇通思想的医家也意识到西医存在的诸多不足，它仅针对病灶进行治病，着眼点过于局限，用药也仅基于试验结果，更不重视外界自然规律的影响。

这些探索中西医汇通的中医医家们，在论证中西医学互有相通之处，可以互补的同时，批驳了"中医不科学"的谬论，一定程度上保护了中医，使得中医在近代西学东渐的冲击中得以生存，并有所创新和发展。

在近代中西医学汇通的历史上，出现过一些思想和理念的争论，本章试图列举其中一些重要内容来展现"中西医学汇通"在中外医学交流背景下的多种形态。

1."中体西用"与"中西折中"

中西汇通的思想形成的过程中，关于中学与西学的关系问题，出现了两种理论，一种是中体西用论，一种是中西折中论。

中体西用论涉及"中学"与"西学"两个概念，前者是指中国古代传统的文化体系，如儒学体系；后者指源于西方的现代自然科学和社会科学体系。中体西用论认为应该以"中学"为主体，"西学"作为"中学"的补充或辅助。这种思想在西方医学进入中国之初就形成了。

中西折中论认为，中医学作为"国粹"应该予以保留，但是只保存其有价值的部分。不应该因中医为中国所固有就刻意强调中医为主，西医为客，从而不允许西医与之并列或超过中医的位置。也不应该因为中医理论有"谬误"之处，而全盘否定中医，弃中从西。哪怕中医拥有实际疗效的临床经验和理论上的优点，也弃之不用。应该肯定西医学理论的正确性和诊疗方法上的先进性。

持这种观点的一般是对西医有较深入了解，并且受西医影响较深的中医人士，以及对中医有较深入了解并且受中医影响较深的西医人士。晚晴末年至民国初年，中西医折中论者以"中学西"人士居多。最著名的如俞凤宾，在 1916 年 1 月的《中华医学杂志》上，他发表了《保存古医学之商榷》^① 一文。文中明确指出，日本明治时期废止汉医之策不可取。"欲废旧医者，泰半为浅尝之西医士，此辈徒学西医之皮毛，学识经验两不足取，而骤然曰中医陈腐当废除之，而将其有价值处一概抹杀焉"。俞氏指出"去旧医之短，采西医之长，折中至当，则我国医学行将雄飞于世界矣。"

两种理论有者明显的不同。中体西用论者具有强烈的民族意识，强调中医为本，西医为辅。中西折中论者则主张不存在中西医学的主次分别，应该把两种医学等同起来，意图将中医学和西医学统一在"中国医学"的范畴之中。无论两者的观点有什么不同，他们都是着眼于中国医学的进步，着眼于改良中医学。

2. 中医改良 与中医科学化

对于如何实现中医学与西医学的融合，中西汇通的过程中，出现了"中医改良"与"中医科学化"的讨论。

中医改良，指的是对于中医的理论"取其精华，去其糟粕"，这其

---

① 俞凤宾 . 保存古医学之商榷［J］. 中华医学杂志, 1916, 2（1）: 4-6.

中的代表人物是恽铁樵。他说"中医不改良，亦终无自存之希望"。改良的途径是吸收西医的长处，"中医有演进之价值，必须吸收西医之长，与之合化产生新中医，是今后中医必循之轨道"。他也尝试用科学的方法，对《内经》理论进行合乎实际的解释。他在 1922 年编撰的《群经见智录》① 中说："《内经》之五脏非血肉之五脏，乃四时的五脏"。他认为古人重视四时的变化运动，阴阳五行等概念均是由四时变化而引发的。中医改良强调引入西医的长处，但是反对放弃中医有益的部分。如恽铁樵所说"万不可舍本逐末，以科学化为时髦，而专求形似，忘其本来。"

中医科学化，是以现代科学的理论和知识对中医的基本观点和理论进行修正。20 世纪 30 年代出现了一股"中国科学化运动"的浪潮，其口号是"以科学的方法整理我国固有的文物，以科学的知识充实我国现在的社会，以科学的精神创造我国未来的生命。"在这样的社会氛围下，部分中医界人士提出了"中医科学化"的口号，其代表人物是陆渊雷。

陆渊雷认为"国医有实效，而科学是实理。天下无不合理之实效，而国医之理论乃不合实理"。(《生理补正·绪言》)他坚信中医学是有实际疗效的，而有实际疗效的东西必然有其合理之处。科学是合理的，那么中医的理论必然能够与科学挂钩。谈及如何挂钩，他说"今用科学以研求其实效，解释其已知者，进而发明其未知者，然后不信国医者可以信，不知国医者可以知。"(《改造中医之商榷》)，通过现代科学的方法去验证中医有实效的地方，则能够让中医更具说服力，消除民众的疑惑。更进一步，他列举了一些中医难以被人所理解的地方。"《素》《灵》《八十一难》理论之书，多出于古人之悬揣，不合生理、解剖、病理"。

由此可知，中医改良和中医科学化，在中医未来的走向上是持一致观点的，即中医需要变革，而且需要借用现代医学的理论来提升中医的传统理论。但在对中医理论的态度上是有区别的，中医改良认为中医的精髓依然还在，必须要予以保留；而中医科学化则对中医最基础的理论

---

① 恽铁樵著，张家玮点校.群经见智录［M］.福州：福建科学技术出版社，2006：52.

观点，如阴阳五行经络脏腑等理论提出质疑，甚至陷入全盘否定中医的境地。对于中西汇通的这种分歧甚至导致了中医界内部的剧烈冲撞，如1910年《医学报》的分裂以及1928年中国医学院的分裂。持不同观点的中医界人士在报纸上撰文相互攻讦，甚至超出学术探讨的范围。

中西汇通不只是在中国引发反响，在经受明治维新消灭汉方医运动的日本也有过类似的思考。在发现西医学的种种不足之后，日本重新反思汉方医学的存在，提出了复兴汉医的构想。他们是以"汉方医学"为旗帜，以"东西医学融合"为基础，向创立"第三医学"的最高目标迈进[①]。汤本求真认为：

"东西两大文明不同之点，早为识者所公认，即东洋文明优于形而上，西洋文明优于形而下，医学何莫不然？东洋医学为综合的归纳的，而内科擅长，西洋的医学为分析的演绎的，而外科为优，故如能融合此两长于一炉，乃世界无比之一新医学，吾人深望其出现，为理想的凤愿。然此大事业，非一朝一夕所能完成。若非先将凋零沉衰之东洋的医学，使其复兴发展为第一步，则未见其可也。"[②]

这就是日本版的中西汇通。后来的历史表明，日本的中西汇通更为务实，从汉方的现代化开始，走出自己的融汇之路。

由于时代和个人认识的局限，中西汇通学派虽然方向是正确的，成就却不明显。要么流于思想的探讨，要么将中医学的理论牵强附会于现代医学理论中，成为激进派的把柄。随着时代的进步，中西医汇通思想逐渐淡出，但是这一思想留下的探索实践成为之后中西医结合理论的基础。中西医结合的概念，替代了中西医汇通的概念。就一般人而言，中西医结合与中西医汇通没有差别，但实际上，中西医结合是中西汇通的补充和延伸。从这个意义来讲，中西汇通并没有消亡，而是以新的面貌出现在新的时代。

① 左言富.国外中医药概览［M］.北京：人民出版社，1998：20.
② 汤本求真.汤本求真先生序［J］.苏州国医医院院刊，1939，1：4.

中西医学汇通

二、中西汇通的实践与探索

上一节，我们概述了中西汇通的理论产生及主要观点，本节我们将翻阅历史文献中所记载的那些中西汇通的实际案例，通过这些案例，我们可以更直观了解中西汇通是如何将中医西医这两种不同体系的医学模式结合起来应用的。

1. 中医五脏的病理生理

民国时期著名的儒医许半龙就中西医的差别也曾发表过自己的观点。病理生理方面，作者从心、肝、脾、肺等六个角度展开。

谈论及心，许半龙认为心在胸部中央，为"血行之总机关，与主要之血管相通"，印证了《素问》中"心为血之海，诸血者，皆属于心"。

谈论及肝，西医往往"以肝脏为消化机关"，还认识到肝脏会分泌胆汁，有"种种复杂之化学作用"，同时"血液中糖分与养素化合之物"为肝所分泌，这一认识与《灵枢·本神篇》中"肝藏血，未始无理……肝主怒，胆主决"类似。作者认为"西医虽无此说"，但是当人在愤怒、惊吓之后，往往"发黄疸"，这对于肝胆和精神状态的联系有了进一步的佐证。

谈论及脾，许半龙指出"国医以脾脏为消化器官""西医则以为脾与消化无关，而不明其作用，在胃之左下方"。上述观点与《素问》中"脾与胃以膜相连"相呼应，同时作者还补充"近时西医始知脾脏缺损，则肝脏之液变其成分，而不能消化蛋白质"。

谈论及肺，许半龙提及西医认为"肺脏与胸廓之伸缩，而为吸气之动作，空气即经气管而入于肺"，与《素问》中"肺藏气""肺者气之本""诸气皆属于肺"相呼应。同时西医的观点中还有"空气每由鼻孔吸入"者，与《素问》中"肺主鼻，其窍在鼻"相对应。

谈论及经脉，许半龙先列举《灵枢》的理论："经脉者，不可见也，脉之见者，皆血络也……经脉为里，支而横者为络，络之别者为孙。"动脉深藏于内，静脉则相对浅露，容易分别，和西医认为的"动脉管、静脉管、微血管"相对应。

除上述病理生理角度外，许半龙还对药理方面进行探讨。他认为"国药有入气入血之分"，同时"外国之药分类法种种，如脏器分类法、临床分类法，皆非十分完全，当以局处作用吸收作用分之"。至于中药与西药的联系，许半龙认为"气分药"与西药中"使神经中枢，或神经系中之某部，增进其技能或消退之而已"等同，而"血分药"则近似"于神经之特殊技能，毫无障碍，唯改变体质之成分，分组织中之新陈代谢机能增进或退减"的西药。许半龙还提出，以上仅为中西共通的一隅，西方的理念和技术值得借鉴学习，切莫让"我之国粹"为他人所利用。

综上，许半龙综合中医悠久的历史经典，及西医当时在解剖生理层面的精细研究，对心、肝、脾、肺、经脉的共通与不同之处，进行了详细完整的对比展开，构筑起中西医双方彼此初步认知的桥梁。同时许半龙在药理领域进行了讨论，比对药物的分类方法以及"气分药""血分药"在西医中的相似对应，帮助读者在用药方面有了初步的中西认知，以便进一步深入研究。

2. 中西药方的对比

1928 年《医界春秋》刊载了许半龙的《研究：中西药方之组织》，文中提及中西两方进行比对[1]：

中法方例：麻黄汤

麻黄（君）、桂枝（臣）、甘草（佐）、杏仁（使）

配方解析：

许半龙认为，"麻黄味甘苦，用以为君药"，麻黄汤中则是专注它"主发散"的功效。桂枝作为臣者，原因有二："风邪在表有留恋的倾向，

① 许半龙.中西药方之组织［J］.医界春秋.1928，22：12-13.

而肤理疏者"，则必须以"桂枝来解其肌表"；"寒邪在经，表实而腠密者"，则"不是桂枝一味药物的药力所能发散的"。所以还要加入麻黄以达到发汗的效果。这正印证了《内经》所说的"寒淫于内，治以甘热，佐以辛苦者"。甘草性味甘平，杏仁性味甘苦，是"用以为佐使的药物"。《内经》有云：'肝苦急，急食甘以缓之；肝者，荣之主也。'"同时他还指出《伤寒论》有这样的记载'荣生卫固，血脉不利'"。所以用味甘的"国老"来缓之，这便是以甘草、杏仁为之佐使的原因。

西法方例：催眠药水

溴化钾、缬草醇、糖浆、蒸馏水

配方解析：

许半龙收集信息发现，"溴化钾具有催眠作用，所以在药方中扮演君药"。但是"考虑到溴化钾的作用效果较弱，不能直达病灶"，所以加缬草醇以加强其作用，故有"缬草醇便作为臣药"是也。因溴化钾与缬草醇的气味难以忍受，考虑患者可能无法正常服用，"乃添加糖浆来调和药品"，糖浆因此作为佐药。蒸馏水为"赋形之物体"，是将"前三种药物，溶解于蒸馏水，形成药水的介质"，在方中为使药之一，同中医方药中的饭糊或水泛为丸及冰糖收膏等属于一类。四种药物之次序，"君药居首，臣药次之，佐药再次之，使药居末"，这便是与中药的共通之处。

通过对中西两医药系统的举例来论证其中的君臣佐使有共同之处。作者对于中药支持的态度，在其文章《研究：中西药方之组织》的字里行间一览无遗，只是在解释西方医药时，虽能将同样的"公式"代入，但以水为使，较之对于中药的理解，西药的见解上似有些偏颇。该文章公布在《医界春秋》，供国内外同胞一同赏读，他又作为沪上中医的代表人物，难免会令西医人士不信服。但从交流的角度而言，许半龙对于西药的接纳与剖析，在当时起到了楷模的作用，让世人对于西药的组方有了更为全面的了解，论证角度也恰到好处。

3. 中西混合：Pavinal、帕拉米同与当归龙荟丸

当时上海不仅对于中西药方有比对研究，也曾有使用中西药物（结

合使用）治疗疾病的案例，且疗效甚好，缓解了患者的疾苦[①]。民国时期，有一位黄姓患者，从事机械纺织行业。他 31 岁时，"正值春仲，不幸患上了传染性的红眼病"，经过 1 周的时间，红眼的症状逐渐痊愈。后由于"私人原因与邻居发生口舌之争"，还产生了肢体冲突，结果到夜间，突然体温爆升，"头部疼痛剧烈，眼睛变红发肿，号呼欲死"，遂邀请民国中医叶桥泉前来诊断治疗。患者"脉象洪大，每分钟心跳达到两百，舌苔黄厚，呈大热大渴状，有几近爆裂的感觉，两太阳穴处静脉怒张"，并且伴有呕吐现象，无法灌入汤药，没有一刻能保持宁静，甚至还有用头撞床的举动。病情至此，"行为冲动，神经紧张，血气上冲"，据此症状，理应使用药物通便泻肝，以削其上亢的趋势。然而"呕吐现象，药物自然无法轻易进入"，并且患者伴有目赤痛的情况。于是先使用"pavinal"注射 1 毫升，"于皮下注射"。10 分钟后，患者"症状缓解，呕吐停止"，便立即使用当归龙荟丸，去除麝香，作为煎剂，服用 1 剂后，又通过针管注射一毫升"pavinal"。在服用煎剂的同时，同时服用"帕拉米同"，而后"舌苔黄腻亦得到缓解"，且红眼症状也逐渐消失。

当然这一中西药混合的治疗案例中当归龙荟丸扮演了主要角色，且主效在丸中的大黄。但患者疼痛剧烈，呕吐频繁，若没有 pavinal 的镇静功效，药物不可能顺利进食。第二日，虽然便通，但仍然不能安然入睡，因为神经具备反射的功能，若没有帕拉米同发挥止痛的功效，使得身体得到充分休息，则必定有死灰复燃的趋势。由此可见，没有 pavinal、帕拉米同这两剂西药的协助，当归龙荟丸也无法发挥这般功效。

4. 鼠疫的中西共治

李健颐曾在 1933 年发表《鼠疫之中西治疗观》[②]与《鼠疫新篇》[③]，详细介绍了应对不同阶段鼠疫的治疗方法，如使用"阿斯比林或弗那摄精"治疗头痛大热的鼠疫患者，"大剂量加路米"治疗症见呕吐者，"马

① 叶橘泉.巴华那儿与当归龙荟丸方治疗肝火头疼目肿之成绩报告［J］.世界医报，1930，1（14）：110.
② 李健颐.鼠疫之中西治疗观［J］.中医世界季刊，1933，5（4）：26.
③ 李健颐.鼠疫新篇［J］.中医杂志（上海），1930（30）：39.

中西医学汇通

前精加波匿阿摩尼亚和以毛地黄酒"补益体虚患者。在中药的使用上，他认为鼠疫作为最厉害的疫病，"毒邪直入人的心肺，脉络苑结，为瘀毒结聚"。而王清任治疗瘀血实有高招，李健颐认为"其解毒活血汤治疗鼠疫中核子频起较为有效"，但是作者结合当时现状，认为随着携带病菌黑蚁的发现及疾病的变化，应对解毒活血汤进行加减，"在此基础上施以通络杀菌的药物，方能奏效"。

李健颐也在预防上有不少见地，他认为"鼠疫的热毒之气，是从口鼻而入肺胃，旋即传输于血管抵达心脏"，这才有了"周身发热，瘀血苑结"之象。所以除了目之所及的卫生需要注意，尤需提防目所不能及之处。

通过以上实例，我们可以看到中医界在试图通过庖丁解牛的方式，将中医的一个个具体的理论分解，并通过现代医学的理论去解释，也尝试过将现代医学的理论用中医的语言去翻译说明。从基础理论、具体方药，到实际病证的治疗，不光在理论思想上，而是在实际行动中探索中西汇通的可能性。这些探索，不论对错，在现在看来都具有借鉴价值。

站在现代人的角度去审视近代中外医学交流历史中的这段探讨，我们应该认识到，中西医学汇通是中外医学交流的产物，是中外不同医学模式的相互调适，无论他们之间的主次关系如何，也无论他们实现调适的方法路径如何，两者想要保持完全的隔离已经成为不可能，你中有我，我中有你，已经成为大趋势。

（康欣欣　宋欣阳）

重要的机构和人物

谈及中西医学交流，人们更多的是聚焦于明清时期，乃至更早期的那些西方来的传教士身上，因为早期西方医学的传入及东西方医学交流很多是由传教士在传教过程中实施。他们有时也会把一些中医书籍和独特的医书和医药再传到国外，因此，传教士成为中西医学交流不可忽视的一个群体。而近代由于世界一体化的进程加快，国家和地区间在经济、文化等方面的交往趋于频密，东西方医学的交流随之增多。加之，特别是二十世纪之初，是人类科学技术进步发展最为迅速的时期，涌现出很多科学巨匠，短短半个世纪，就推翻了很多尘封千年的陈旧知识，构筑了今天人类科技的大体框架。因此，我们很少将目光聚焦在近代中西医学交流的这些人物和事件上。但是，这个时期东西方医学从官方到民间呈现出多层次、全方位、形式多样的互通，出现了一些致力于推动中外医学传播和交流的人和组织。因此，本章将列举一些在近代在中西医学交流过程中，发挥过重大影响学术团体组织，以及在医学交流中发挥重要作用的人，通过这些组织机构的活动以及人物经历来展现近代中西医学交流的概貌。

一、中外医学交流的组织和机构

在中国近现代化之前，中国的社会处在自给自足的小农社会，在国家的医疗卫生体系上也因循这种思想，国家对民众的医疗卫生没有系统的管理，民间也没有形成有效的组织和机构去协调管理医学的发展，医学处于一种自然生长的田野状态。进入近现代以来，西方医学的组织管理模式逐渐传入国内，现代意义上的医疗机构、教育机构、研究机构纷纷建立，在中西医交流的历史上，这些机构都发挥了重大的作用。如博医会，将医学研究机构的模式带入中国；中国医学院，将西方医学的课程带入中医教育的体系中；医史博物馆，西医学会保存中医学历史的典范。诸如此类的机构，他们有的则存续至今，有的存在时间很短，但其影响至今都一直存在。

1. 博医会

早在 1838 年，广州的教会医学组织了"在华医学传教会"来联络各个教会医师，但其影响力仅局限于广东一带，随着教会传教医学活动范围的增加，她已经不能适应形势的需要。1887 年，在上海的美国圣公会传教医师文恒理（Boone HW）的倡议下，"中国教会医学会"（China Medical Missionary Association）宣告成立，其中文简称为"博医会"（图 21、图 22）。该会首任主席为嘉约翰（John Glasgow Kerr，1824—1901）。

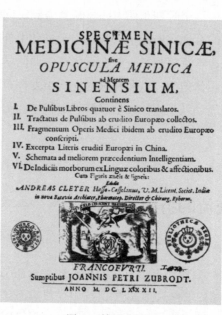

图 21　博医会传单

在当时，博医会的成立并没有引起多少关注，但之后的发展却引人侧目。她把一整套西方专业学会的规则引入中国，比如，最早设定了学会章程，规定了会员的资格、权利、义务。她要求会员必须毕业于受认可的医科院校，入会需要由一位会员介绍并得到年会出席者三分之二以上认可方能入会。正式会员没有国籍的限制，但有缴纳会费的义务，也有参选会长、副会长和监察员等会内职务的权利。会内选举每两年举行一次，当选者不得连任超过

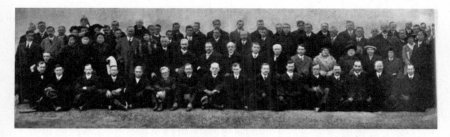

图 22　博医会 1915 年上海年会合影

两届。除正式会员外，还有荣誉会员和通讯会员。前者是在华的非教会系统医生，后者则包括世界各地的医学传教士以及尚无正式会员资格的提名会员。这两类会员都没有会内投票资格[1]。此外，该会还创办了会刊《博医会报》（*The China Medical Missionary Journal*），这是基督教国家以外的第一份医学传教杂志，其文章多次被其他国家的医学刊物引证。此后，中国成立的各种医学组织，包括中医学组织，都纷纷模仿博医会的组织架构，并且纷纷创办刊物。

　　博医会的成立促进了各种医学事业的制度化。这首先表现在对其他专业学会成立的引领方面。中国护士学会的设立与博医会密不可分。1908 年，博医会决议为完成三年期护士学习的学生组织考试，并为成绩合格者颁发证书。同年 11 月，高似兰（P.B.Cousland）等人在《博医会报》呼吁成立护士组织，作为杂志编辑，他承诺在《博医会报》上开设一个"护士专栏"，直到该组织有自己的刊物为止。博医会还促成了中国解剖学和人类学学会的诞生。以上三个学会，第一个发展为中华护理学会，后两个则发展为中国解剖学学会和中国人类学学会。

　　博医会在制度方面的另一贡献是对标准的制定。首先是医学教育的标准制定。师图尔（G.A.Stuart）曾指出中国医学教育事业的缺陷在于缺乏制度上的统一性，包括课程设置、课时的长短、教学方法以及实习的要求等方面。他建议联合所有从事医学教育的人员成立一个学会，使他们能够交流思想、探讨方法并制定统一的教学方案，从而在中国医学教

---

[1] "Constitution and By-laws of the Medical Missionary Association of China", *The China Medical Missionary Journal*, vol.1, no. 1 (March 1887), pp. 32-34.

育的事业中起到枢纽作用。其他呼吁还包括设立考试委员会，为成绩合格者颁发医学毕业证书；为医院设立最低标准，并对医学院校和医院进行评级等。1915 年以后，会内的医学教育委员会和医院管理委员会等得以成立。另一项重要的标准化措施是对汉译医学术语的统一。博医会在制定医学伦理规范方面也走在了前列。1923 年上海年会上，博医会授权执行委员会制定一套适合中国的医学伦理规章草案，于《博医会报》上公布，并在下一届年会上提交讨论和施行。

在中文医学发展上，博医会的作用也至关重要。早期的西医书籍或文件都由英文撰写，甚至医学课堂教育、会议交流、临床都使用英文，导致西医学在中国很难大范围推广。因此，西医学中文化是西医在中国落地生根的首要条件。1907 年博医会年会作出决议：在华医学传教士对于中文的掌握极有必要，这包括说和写，学会建议在他们来华后的前两年解除其所有医学责任，专注于汉语的学习以及建立新医学据点等准备工作。医学传教士意识到若没有中文医学文献，中国学生的医学训练难以继续，因此医学书籍的翻译成为首要之事。以后的几个会长在年会中也多次提出设立中文医学期刊的倡议。会内的医学教育委员会曾向洛克菲勒基金会中国医学部提交一项决议，希望至少能协助一所医科院校使用中文教学。这一建议最终得到学会的支持并得以实现，在济南、沈阳、成都的医学院校使用中文教学。

博医会还对中国医学事业开展调查，如医生、护士的构成和人数，医科院校以及医院的各种统计资料等，为医学事业的发展提供了重要数据。

由于，博医会入会条件苛刻，在某种程度上限制了其自身的发展。如 1913 年的年会中，与会 85 人，仅有两名中国医生。到 1915 年的年会中，与会 113 名，也仅有 9 名中国医生。这样反倒催生出一批同类型的组织。同时期很多被限制在博医会之外的中医从业者和非教徒创建了一批中、西医学会。最早的是以西医为主的孙直斋、王仁俊和沈敬学等于 1897 年秋在上海创立的"上海医学会"；中医方面，1902 年余伯陶、李平书等人发起"上海医会"，并于 1906 年 6 月成立"上海医务总会"，成为近代最早的中医学术团体。1905 年，周雪樵在上海成立"中国医学会"。除博医会外，1910 年全国和地方性的中、西医学会至少有 12 个。最终，在博医会的催生下，中国最重要的医学组织——"中华医学会"于 1915 年 2 月在上海成立。

由于具有本土化的优势，"中华医学会"迅速发展壮大。博医会开始与之合作，1916 年博医会、中华医学会和青年会联合成立卫生教育联合会，次年成立女青年会。两会还合作成立了医学名词审查会。1916 年 4 月 5 日～12 日，在江苏省教育会的主持下，名词茶话会在上海举行，会议讨论了关于解剖学和无机化学的术语外，还决定成立医学名词审查会，并于 1917 年 8 月 27 日获得教育部认可。1918 年该会改名为科学名词审查会。1918 年 7 月举行的第四次会议分设解剖学、细菌学和化学三个分会，科学的专业分工更加明确。

两会的合作越来越紧密和有效，最终于 1932 年 4 月 15 日在上海合并，成立新的"中华医学会"。至此，博医会完成了历史使命。

2. 中国医学院

中国医学院成立于 1928 年 2 月 13 日，由秦伯未、许半龙、王一仁、严苍山、章次公等创办，章太炎为首任院长。1929 年，该校因为内部分裂，濒临解散，其时上海国医公会成立，因章程有开办医校，即顺势接管该校。1932 年因"一·二八"事变，学院事物停顿，后国医公会推荐朱鹤皋、蒋文芳重新组织学校。抗战时期，学校数度搬迁，国医公会停止活动后，主办人自筹资金继续办学。延至 1948 年停办（图 23、图 24）。

中国医学院属于近代上海中医教育"老三校"之一，其余两所为上海中医专门学校、新中国医学院。在鼎盛时期，其招生规模居沪上首位，吸引了沪上几乎所有名医到校任教或学习。

在中外医学交流方面，中国医学院是最早大规模引进西医学课程的学校，该校高举"商量旧学，采纳新知"的旗帜，将大量的现代医学知识纳入中医学的教学体系中。该校在课程设置、教材编写、学制规划等方面均有创举。

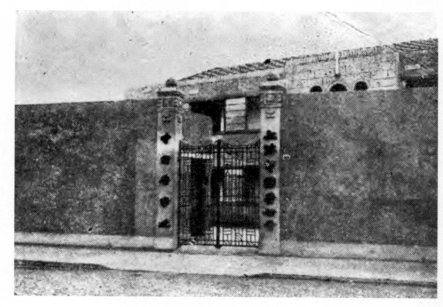

图 23　中国医学院大门

［《光华医药杂志》，1937.4（3）：封 2 页］

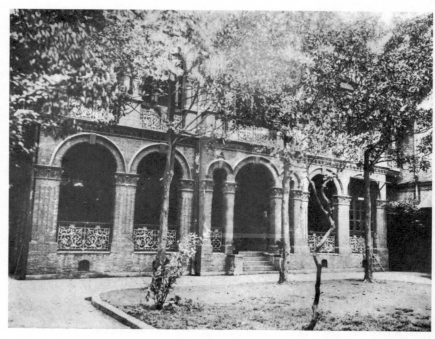

图 24　中国医学院院舍

（《中国医学院毕业纪念刊》，1933 年第四届第一页）

其设置的课程中，除了中医课程外，还开设了生理、解剖、物理、西药、产科等现代医学课程，并且聘请西医和综合性大学教师任教。

牵头组织中医院校教材编写，不再唯《内经知要》《伤寒论》的原文讲解，而是力求系统化、科学化，订立了教材编写的六原则：

"1. 化无系统为有系统；2. 避空虚之理论，倾向于实际方面；3. 博采各家之说，而归之于一；4. 打破中西成见，唯真理是求；5. 学理之外，以经验为大前提；6. 深浅视学生程度酌量支配。"

改革学制，针对不同学习程度开设四年制本科和两年制讲习院，零基础的进入本科学习，有一定基础的进入讲习院学习，这种模式与现代教育分为本科教育和研究生教育很相似，开启了中医教育的新形式。

该校积极对外宣传中医，举办汉医勃兴展览会、接待国际友人到校参观，如日本菊池未舌、今井丰云、国际联盟费尔伯到访参观等。

对于中西医学交流而言，以中国医学院为代表的近代中医教育已经改变了唯古崇经的思想，也改变了师带徒的传统教学模式，采用西方的医学教育模式，紧跟现代医学的步伐，探索符合中医发展规律的教学方式。

3. 医史博物馆

中华医学会医史博物馆（即上海中医药博物馆）是中国最早的医学史专科博物馆，她成立于 1938 年 5 月，是中华医学会附设机构，在中华医学总会所内成立[①]，其最初落址于上海池滨路 41 号（即今慈溪路 7 号）。现位于上海中医药大学张江校区（图 25）。

这所博物馆的创设源于伍连德与王吉民合作。二人在撰写《中国医史》的过程中，搜集到了许多医史文物，并在中华医学会内设置"医史陈列室"和"中医图书室"。为了扩大中国医学在世界医学中的影响力，二人觉得除了撰写相关文章论证，有必要将中国医学的实物对外展示，以便更全面体现中国医学的久远历史。

----

① 编者. 医史博物馆开幕［J］. 上海医事周刊，1938，4（19）：1.

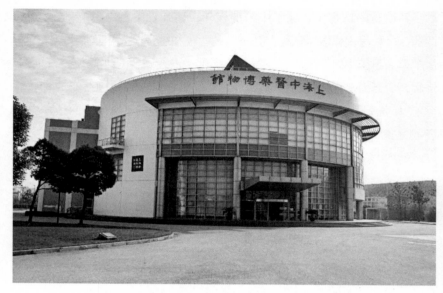

图 25　中华医学会医史博物馆（现上海中医药博物馆）

　　1937 年 4 月中华医学会在上海举行第四届全国会员代表大会，王吉民在会上发表《筹设中国医史陈列馆刍议》一文，文中明确地谈到筹建医史博物馆的三个目的：一是收集历代医史文物，"妥为保存，以免散失"，并使"国粹不致外流"；二是将所收藏文物，"供学者研究，藉以考察医学之变迁，治疗之演进"；三是"对学生为有效之教授方法，对民众可作宣传医药常识之利器。"①

　　会议期间举办了"医史文献展览会"，展品 2 000 余件，有制药工具、药瓶、针灸与外科工具、中医古籍、医家传记与画像和医事画等。展览会引起与会者极大兴趣，上海《申报》等多家报纸予以一致好评。

　　展览会结束后，部分展品留作筹办医史博物馆的陈列品，经一年多努力筹措，中华医学会医史博物馆于 1938 年开馆，王吉民任馆长。开馆之后不及一年，淞沪会战，上海陷入战火之中。为保护文物和古籍的安全，王吉民将它们分散转移至留沪国际友人、同道家中。同时，由于时局动荡，市面上流落的文物也增加，王吉民还加紧搜集。如从杭州抢运

① 王吉民．筹设中国医史陈列馆刍议［J］．中华医学杂志（上海），1937，23（5）：758-759．

智果寺住持僧清华收藏的《珍藏医书类目》，往返一个多月才将此书安全运抵上海。

经过王吉民等人的妥善保管，战后医史博物馆得以重建。1946 年 12 月，在中华医学会大礼堂再次举办"医史文献展览会"；1947 年 3 月与上海中医学院合办"历代医药文献展览会"。

上海医史博物馆是我国成立最早，医学文物收藏最多，历代医学文献和 20 世纪 20～30 年代全国医药期刊收藏量最大，在国内外有一定影响的中国医史专业博物馆。馆藏文物如：小型针灸铜人为 1744 年乾隆皇帝授命铸造，还有明代的炼丹炉、明末傅青主行书立轴、清代叶天士处方等，十分珍贵，已经成为该馆的镇馆之宝。

该馆在中外医学交流上发挥了重要作用。1938 年 7 月，洛氏基金委员会 E.Scharrer 医师夫妇等参观博物馆。宋大仁医师赠送十二张医药方面的照片[①]。1939 年 6 月，海深德医师将其收藏借给医史博物馆陈列，并捐赠 200 年前的麻风文献照片。同月有曾著《中国医学》一书的前柏林医学史教授许保德医师至馆参观[②]。1941 年 11 月 22 日，北平地理生物研究院劳博士及时年担任震旦大学细菌学教授的孟博士，在震旦大学生理学教授吴瑞云医师的陪同下，赴中华医学会医史博物馆参观。并且，劳博士又于 1942 年春与中华医学会医史博物馆合作举办中华药物展览[③]。1942 年，著名的英国科学家、中国科技史专家李约瑟博士也参观访问了医学史博物馆。1988 年，李约瑟专门致函祝贺医史博物馆创立 50 周年时提道："值上海（中医学院）医史博物馆成立 50 周年之际，我与鲁桂珍博士怀着十分喜悦的心情向你们寄去贺信，请接受我们热烈的祝贺。我们清楚地记得，由于王吉民医师的努力，至 1946 年战争结束时，博物馆已崭露头角，以后，你们使它不断发展壮大。"李约瑟的致函肯定了王吉民对博物馆的巨大贡献。

该馆也是医史研究、教书育人、弘扬中医药文化的重要场所，为各类研究机构提供文献资料查阅，接待了各类学生民众的参观访问，承担

---

① 编者.中华医学会图书馆与博物馆［J］.上海医事周刊, 1938, 4（32）: 2.
② 编者.中华医学会工作近况: 图书馆与博物馆［J］.上海医事周刊, 1939, 5（29）: 2-3.
③ 编者.中华医学会医史博物馆［J］.上海医事周刊, 1941, 7（48）: 2.

了科教片《针刺麻醉》和电影《李时珍》的拍摄等。

二、中外医学交流的重要人物

近代中外医学的交流是由社会精英推动的，在这批精英群体中，有很大一批人早期接受的是科举教育，或因科举受挫，或因科举制度取消而转向医学，成为新一代儒医。称之为"新儒医"，是因为他们受到了西方思想和科学技术的冲击，使之与传统儒医有所区别。在中国医者中还有另外一批人，他们受传统文化影响较小，大量接触西学，甚至有多年海外留学经验，在回国之后，其中从医者，成为改良中国医学的坚定群体。推动中外医学交流的力量中，外国人也是不可忽视的群体，从早期的传教士到之后的学者、官员，他们将现代医学引入中国，也将中医学传遍世界。

在这些人的努力下，中医、西医，两种不同的医学模式之间，虽然沟壑依然存在，但距离在不断缩小。他们对中外医学交流的贡献，值得让后人铭记。

1. 周雪樵（1864—1910）

名维翰，原名周胜昌或周荪昶，字雪樵，别号映溪生。江苏常州人，久居苏州，兼通西学。自称为宋代学者周敦颐之后，他是清末中医界最先以近代方式介绍西医者。他于光绪三十年（1904年）组建医学研究会，以中学为本，西学为辅，研究中西医。次年创建中国医学会，以改良医学、博采东西国医理、发明新理新法为宗旨，对近代医学界颇具影响。光绪二十八年（1902年）著《西史纲目》行世。翌年移居上海行医，于1904年创办《医学报》，"独辟町畦、熔铸中外、保存国粹、交换知识"，为上海中医界办医学报刊之始。光绪三十三年（1907年）受聘为山西医学馆教务长，后因病重返上海，不久病逝。

周雪樵是清末中医界较早介绍西医的人物，他认为："中医之所以能自立，不致尽为西医所侵夺斯灭者，亦自有道焉，寒热虚实是也。以此四者而论，不惟能自立，即西医与中医并治，中医且占优势也。"[1] 周氏在临床上也采取中西医结合的方法。"仆之治病，凡治病器具如寒暑表，听病筒等概用西法，至开方用药则用中法，有急病及中药之力所不及者，则以西药济之。"周雪樵在学习中医的同时，积极学习西医，终在 1902 年出版《西史纲目》。书前所附上古史部分引用书目便达 58 种，其中译本西籍有《格致汇编》《博物新编》《动物学新编》《西学考略》《几何原本》《民约论》《天演论》等，日文译本及日文书《万国史记》《东洋史要》《欧罗巴通史》等；国人著作有《瀛环志略》《海国图志》《西学原始考》等。

2. 李平书（1854—1927）

原名安曾，字平书，中年改名钟钰，号瑟斋，晚年别号且顽老人，江苏苏州人，生于浦东高桥镇。同治十二年（1873 年）考入龙门书院，后以优贡入仕，为上海著名的企业家和社会活动家（图 26）。

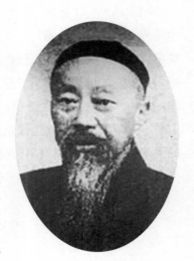

清末，中医日趋不振，李氏慨然以振兴中医为己任，对上海卫生事业发展颇有贡献。光绪二十九年（1903 年）他与沪上名医陈莲舫等创立上海医学会，这是中医界最早的学术团体之一。李氏在《开办医会启》中称："沪上持业皆有会，唯医独无。兹特先设医学会以集同志讨论，然后著医学报，编医学教科书，设医学堂，开疗养院，期臻美备。"后又为上海医务总会创办人之一。光绪三十年（1904 年），

图 26　李平书

① 赵洪钧.近代中西医论争史［M］.合肥：安徽科学技术出版社，1989：84.

与张竹君创设女子中西医学院，开创女子医学教育的先河。李氏亲教授中医课。同时参与筹办中西医兼治的上海医院。该院是一所大型的现代化综合医院，也是中国人最先创办的中西医结合医院。辛亥革命后，李氏还参与筹建神州医药总会、沪南神州医院等。

1922 年，李平书任江苏省中医联合会会长时，提出规范和统一中医教材的问题，并将它视为中医生存和发展的重要条件。1926 年，李书平、夏应堂牵头组建了中医课本编辑馆，希冀通过统一教材、统一学制、统一课程来谋求中医教育的改进，迈出了中医教育内涵建设的第一步，提出的统一教材问题也受到了中医界的普遍关注。他最先倡导的中医教材改革，经中医界和中医教育界的不懈努力，成为民国时期中医业发展的重要手段。

对于中药的现代化，李平书做出了思考和探索。早在 1887 年，李平书在新加坡访友时谈道："中国药物原料丰富于外洋，功用亦多神验，唯煎药有不适于用者三：一不适于行旅，二不适于医院，三不适于贫民。若炼为药水或磨为药粉，以代饮片，则不适免矣。"李平书多年试图进行中药药剂改革的梦想，终因设备和条件的原因，无法实现。1921 年，他与神州医药总会王祖德、中华医药联合会任农轩等商议，联合中医界和中药界，创办了上海第一家现代中药制药企业——粹华制药厂，并担任董事长。该厂采用现代机械化方法，将中药制炼成药液、药粉，凡方剂所用药物，均可按照医生所开处方的要求进行调配，省去了中药煎煮之烦。此外，药厂还依循古方剂书要求，生产出丸散膏丹等传统中成药 300 余种，并创制了多种家用成药。李平书等创办的粹华制药厂改革了传统的手工加工方式，向工厂化迈出了重要的一步，成为近代上海中药工业化生产的先驱。

3. 丁福保（1874—1952）

字仲枯，号畴隐居士，又号济阳破衲，江苏无锡人（图 27）。光绪二十一年（1895 年）入江阴南菁书院，遍读院中藏书。翌年中童子试，补无锡生员。次年应南京乡试未中，再进南菁书院。后就读于苏州东吴大学、上海东文学堂。在这些新式学堂里，丁福保接受了现代科学知识的熏陶，结识近代算学家华蘅芳，思想上开始有所转变。26岁时患上肺结核，久病不愈，遂潜心医学。自学《内经》、金元四大家著作及生理、卫生、解剖、药物等，并师从精通中西医学之名家赵元益，得其传。光绪三十四年（1908年）任上海自新医院院监，后设诊行医。宣统元年（1909年）两江总督端方举办医科考试，获最优等内科医士证书，被派往日本考察，同时还获得盛宣怀的资助。在日期间，参观日本帝国

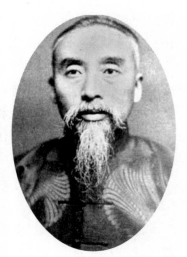

图 27　丁福保

医科大学及其附属医院、东京小石川养育院，见识到日本经过"明治维新"之后，在医药方面获得的巨大进步。此外，在意外发现国内早已散佚的唐代僧人慧琳所撰的《一切经音义》和辽代僧人希麟所撰的《续一切经音义》后，丁福保开始遍集日文西医书籍及流散日本之中医古籍珍本。回国后在上海开设医院、疗养院。此时他已开始运用西医学的诊断方法，采用X光、显微镜等近代医疗设备，这使得他名声大盛。他创办中西医学研究会，主编《中西医学报》，对外宣传自己的中西医学观点。丁福保依据日文医药图书，先后编译七八十种医疗卫生书籍，从基础理论到临床各科，系统而全面地向国人介绍近代西方医学。这些书后来被编为《丁氏医学丛书》，在自己创办的"医学书局"出版。该丛书在德国、意大利的展览会上获得最优等奖牌。

在医学上，他主张中西并举，取长补短，互相贯通，使中医科学化，形成中国之新医学。丁氏诊病中西两法兼施，既用望闻问切中医传统诊疗方法，兼采理化检验及X线物理诊断技术，投之以中草药治疗，深得病家信任。

除了医学上的成就，丁福保还专注于佛学，其耗时三十年功夫编撰的《说文解字诂林》，成为文字训诂学者案头必备的参考书。于右任评价说"实亦治《说文》者最便利之捷径也。"丁福保还编印了不少古

代文学方面的书籍，如《汉魏六朝名家集初刻》《全汉三国晋南北朝诗》《历代诗话续编》和《清诗话》等，至今都是研究文史学很好的参考资料。

丁福保治学通博，兴趣广泛，数学、医学、佛学、文学、古钱学、文字学及伦理道德等各个学术领域，无不涉猎。据统计，他先后编撰的书有 191 种[1]，种类之多，当世无人可及。

4. 恽铁樵（1878—1935）

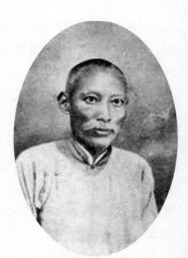

名树珏，别号冷风、焦木、黄山，江苏武进人（图 28）。出身于小官吏家庭，自幼孤苦，5 岁丧父，11 岁丧母，由族人抚养长大，13 岁就读于私塾，16 岁考中秀才，具备了深厚的中国古代文化功底。由于家乡武进医风隆盛，恽铁樵习文之余涉猎了《温病条辨》等医学著作，粗通医道，并表现出对医学的天资。在叔祖北山先生温热夹食，庸医妄投"小青龙"时，已能明辨是非，提出质疑。1903 年，又考入南洋公学，攻读外语和文学，成为近代中医界精通旧学，又系统接受新学制教育

图 28　恽铁樵

的第一人，为吸取现代科学知识发展中医奠定了基础。

1906 年，毕业后，先后赴湖南长沙及上海浦东中学执鞭任教。1911 年，应商务印书馆张菊生先生聘请，任商务印书馆编译。1912 年，主编《小说月报》，以翻译西洋小说而风靡一时。至此时，恽铁樵仍是一位熟悉东西方文化的文人，直到家庭的变故，改变了他的人生轨迹。

1916 年，14 岁长子病故，次年第二、第三子又病伤寒而夭折。经历

① 高振农.佛教文化与近代中国 ［M］.上海：上海社科院出版社，1992：19.

丧子之痛，而西医学又对之无药可治，恽铁樵开始转而求学于海上伤寒名家汪莲石，发愤学习中医。1920 年，辞去《小说月报》主编职务，正式挂牌行医，尤其擅长儿科。当余云岫《灵素商兑》以西医理论攻击中医时，作《群经见智录》予以驳斥。1925 年，与国学大师章太炎及其弟子张破浪等在上海创办"中国通函教授学社"，也即后人所熟知的"铁樵函授中医学校"。1933 年，办铁樵函授医学事业所，受业者千余人。医学著述很多，著作有 22 种，编成《药盒医学丛书》。由于过度透支，长年积劳成疾，恽氏晚年瘫痪在床。即使在这种情况下，他仍然坚持口授著书，不曾懈怠。

恽铁樵是近代中西汇通四大家之一，在如何看待中西医学的问题上，他认为中医有实效，乃有用之学，西医自有长处，尤其生理学的研究，由于中西文化背景不同，医学基础各异，从而形成了两个不同的体系，"西方科学不是唯一之途径，东方医学自有立脚点"，但是中医由于年代久远，应该整理提高，使之发展进步，并明确提出吸取西医之长处，融汇贯通产生新的医学，说"中医有演进之价值，必须吸取西医之长，与之合化产生新中医，是今后中医必循之轨道"，并说"居今日而言医学改革，苟非与西洋医学相周旋更无第二途径。"然而这是为了发展中医，补助中医，"万不可舍本逐末，以科学化为时髦，而专求形似，忘其本来"。他的真知灼见，为垂危的中医指出了生存和发展的道路。回顾半个世纪来中医所走过的历程，立足中医，吸取新知的观点与当前"传承精华，守正创新"的观点无形中是契合的。

5. 祝味菊（1884—1951）

别号傲霜轩主，浙江绍兴人（图 29）。先祖世代业医，祝氏早年随父居四川成都，襄理盐务，暇则习医，从蜀川名医刘雨笙等研读医经。后就读于军医学校。两年后，随日籍教师石田东渡日本学习西医，回国后在成都四川省立官医院任职，颇有医名。1917 年移居上海，先后执教于上海中医专门学校及中国医学院，并任新中国医学院研究院院长。1927 年与徐小圃等筹办景和医科大学。1937 年与西医梅卓生、兰纳等

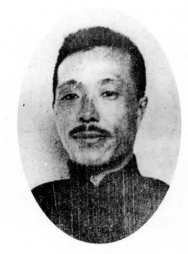

图 29　祝味菊

合组中西医会诊所。

祝氏学贯中西，擅长内科，喜用附子、麻黄、桂枝等温热药，尤善用附子，屡起沉疴，名盛一时，誉为"祝附子"。祝氏主张吸收西医之长，改进中医，尝谓："术无中西，真理是尚"。1949 年曾授意门人草拟《创设中医实验医院的建议书》，重视中西医合作实践。其著有《祝氏医学丛书》，包括：《伤寒新意》《伤寒方解》《病理发挥》《诊断提纲》四种。与门人陈苏生等合编有《伤寒质疑》六卷，于 1950 年刊行。

6. 王吉民（1889—1972）

又名嘉祥，号芸心，广东东莞人（图 30）。宣统二年（1910 年）香港西医大学堂毕业后曾在外轮公司任船医、沪杭甬铁路管理局总医官。1931 年转任浙江邮政管理局医官，同时在杭州开业。1937 年在上海协助筹建中华医学会新会址，被选任中华医学会副会长。抗日战争期间，医学会负责人陆续离沪，会务主要由王吉民和富文寿负责，直到抗日战争胜利。王氏还先后任国立中央大学医学讲师、上海医学院医学史教授、教育部医学名词审查委员会委员、中央国医馆名誉理事、《中华医学杂志》副总编辑、《中国医界指南》编辑、中华医学出版社社长、《中华健康杂志》总编辑等职。

对于近代中医学而言，王吉民的功绩主要有三点：

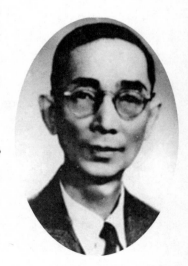

图 30　王吉民

（1）1932 年，与伍连德合著《中国医史》（*History of Chinese Medicine*），该书用英文撰写，直接在海外发表，纠正了美国医史学家嘉里森（Garrison）所著的《医学史》中对中国医学的错误观点，是近代中医学首次对外的重要推介。此书在西方至今影响甚大，许多西方人从此书中获得关于中国医学的最初知识。

（2）撰写大量关于中医学的文章。自 1913 年《医药新报》第一卷第一期发表第一篇学术论文《厄米汀那与阿米巴痢》起，至 1963 年在《江苏中医》发表最后一篇论文《薛生白小传和他的生卒考》止，王吉民总共撰写论文 179 篇，其中用英文发表的有 40 篇，这些论文的研究视野开阔，古今中外均有涉猎。论文以中国传统医学为主题的有 40 多篇，从中医学在性病、天花、麻风、精神病与生理卫生、医学制度、医家年谱传记、与医学卫生相关的成语、谚语、俚语等方面反映中国传统医学成就，王吉民在《中国历代医学之发明》绪言中说："若认为中医'绝无所发明，不值于世界医学史上留一位置'，则不可。如血液循环、隐秘疗学、麻醉法、灌肠术、探尿管、水治法、按摩术，凡此种种，世之所谓新发明者，古代多有之，时去西医萌芽之时代尚远也。"

（3）组织中国医史学会，保护珍贵中医文物。为了加强中医国医学史研究，王吉民在中华医学会中促成了中华医史学会的成立，并首任会长，主持《医史杂志》的编撰工作。亲自收集大量医学文献和文物，特别是在抗战期间，保护这些文物不被掠夺，为后世留下宝贵财富。

由于王吉民的西医学背景，以及与海外西医界的良好关系，使得他促成的中外医学交流活动更为顺畅。

7. 陆渊雷（1894—1955）

名彭年，江苏川沙（今属上海）人（图 31）。1912 年就读于江苏省立第一师范学校，从朴学大师姚孟醺学习经学、小学，于诸子百家、史、地、物理、算学等书无所不读。毕业后先后在武昌高等师范学校、江苏省立师范学校、国学专修馆、暨南大学、持志大学、中国医学院等处任教。授课之余阅读大量医书，研究中医各家学说。1925 年恽铁樵

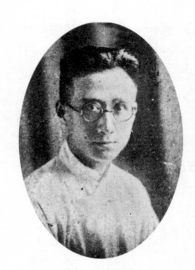

图31 陆渊雷

创办函授学校，陆渊雷拜恽为师，协助办校。又师事章太炎学习古文学及中医基础，深得两名家之教益。

他是倡导融汇西医知识的上海国医学院的创始人之一。陆氏受近代医学科学影响，提倡中西医汇通，主张治中医宜积极吸收西学。1929年与徐衡之、章次公创办上海国医学院，以"发皇古义，融会新知"为办校宗旨。聘章太炎为校长，自任教务长，亲自制订教学大纲并任课。编写《伤寒论今释》《金匮要略今释》教材，成书出版，该书以近代医学评述医经，独具见解，虽褒贬不一，但对中医理论不失为有价值之作。1932年起陆氏在上海开业行医，临证以西医方法诊断，运用经方治疗，擅治伤寒等流行性热病、慢性肝炎、肿瘤等病，还应各地学者之请创设"遥从部"，函授中医理论，报名参加者甚众，并创办《新生命杂志》。陆氏学识渊博，蜚声医界，曾被中央国医馆聘为学术整理委员会委员。

8. 余无言（1900—1963）

原名愚，字择明，江苏阜宁人（图32）。初读经史，后随父学医，勤读医经，深研仲景学说，18岁应诊，擅伤寒、杂病及中医外科。1920年来沪问学于西医俞凤宾，习外科于德医维都富尔。1929年与张赞臣合设诊所，共编《世界医报》，以改进中医为凤志。1932年应聘任中央国医馆名誉理事兼编审委员，并先后在上海中国医学院、中国医学专修馆、苏州国医研究院、上海新中国医学院任教。1937年又与

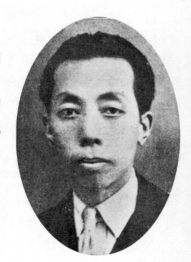

图32 余无言

友人另立上海中医专科学校，任教务长，兼授《伤寒论》《金匮要略》及外科学等课程。

他把"中医科学化，西医中国化"的精神坚决贯彻于他的育人生涯之中。为维护中医的合法权益和地位，曾对限制、消灭中医的言行进行辩论和抗争。余氏尝谓"医分中西，系以国界限之。其实医为仁术，不应有所谓中西医之分，宜取长补短，熔冶一炉，以为人民司命"。临诊善用经方、时方，辨证明确，辨病精审，力治颇有胆识，对患者能不分贫富贵贱，向为同道和患者所称道。

9. 章次公（1903—1959）

名成之，号之庵，江苏镇江人（图33）。1919年就读于上海中医专门学校，师事孟河名医丁甘仁及经方大家曹颖甫，又问学于国学大师章太炎，学业兼优。1925年毕业后，在上海开业行医，并任职于广益中医院，一度兼任上海市红十字会医院中医部主任。章氏热心为贫苦患者看病，用药以验、便、廉为主，深夜出诊常不取酬，有"贫民医生"之美誉。1930年参与创办上海国医学院，并先后在上海中医专门学校、上海中国医学院及苏州国医学校任教。

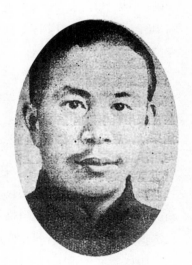

图33　章次公

他是倡导融会西医知识的上海国医学院的创始人之一。章氏认为发扬中医须参合现代医学理论，打破中西医间的界限，力求两者的沟通。临证主张运用中医之四诊、八纲、辨证论治，兼采现代科学诊断手段，"双重诊断，一重治疗"，提高疗效。用药则博采众方，无论经方、单方、验方乃至草药，兼收并蓄，机动灵活，注重实效，剂量或轻或重，突出重点，击中要害，尤其擅长使用虫类药物，如蜈蚣、全蝎用于头风痛，蜂房、蕲蛇用于风痹，蟋蟀、蝼蛄、䗪虫用于积聚、肿胀等，对症下药，每收显效。

10. 宋大仁（1907—1985）

曾名宋泽，号医林怪杰，又号海煦，广东香山（今中山）人，1907 年生于澳门（图 34）。宋大仁自幼家境贫困，在他出生的时候，父亲便已去世。宋大仁于 1919 年进入澳门求是中学、电明书院求学。1922 年肄业后便白天跟随名中医郑昭然学习中医，晚上跟随名画家吴松涛学习国画。1925 年，宋大仁负笈北上，前往上海中医专门学校学习中医，成为上海中医专门学校的第八届毕业生。

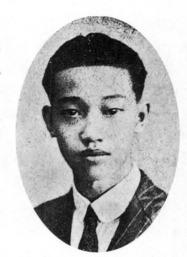

图 34　宋大仁

1927 年，毕业后的宋大仁在上海南京放生局及京沪、沪杭甬铁路医院担任中医官的工作，第二年他通过半工半读的方式在上海东南医学院转学西医，该校是由大量留日医学生所创办，其教育模式受日本西医教育模式影响很深。他在顺利获得医学士学位后，被留任为东南医院胃肠科医生，同时受聘为上海中医学院教授。近代医家叶劲秋称其为"吾国医家，博通新旧而具有中西医校毕业资格者，君为第一人"。1933 年，宋大仁又东渡日本求学消化专科。在日期间结识矢数道明等一众日本汉医学界名宿。

1935 年回沪后创办当时全国九大医药学术团体之一的"中西医药研究社"，并主编《中西医药期刊》，此刊发行遍布全国，辐射东南亚诸国。鉴于当时尚未有胃肠专科医院，宋大仁于 1937 年创办上海胃肠病医院及上海消化器病研究所，引进一流胃肠镜设备制作病理标本。同时，他还编写普及胃肠病防治知识的指南，编撰《胃肠丛书》共 27 种，计百万字，其中的《中国消化器病史》《胃肠病全书》《胃肠病检查法》《胃镜摄影术》等将中医学中的脾胃病理论及现代胃肠病的研究进展进行了全面论述，引发学界震动。

宋大仁也酷爱举办、参加各类展会，曾在 1943 年上海举办的"好癖展览会"中言"予性好医学,亦好书画,第仅好而已,去癖尚远甚,今好癖展览会诸公不我遐弃,强列于好癖之林,不亦愧乎"并署名"医林怪杰"。1942年其在上海震旦博物院举办"第一届胃肠病病理文献、医药书画展览会",1944年为"上海特别市卫生运动会"和"上海市青年会卫生运动大会"提供胃肠病、寄生虫标本、伤寒标本、书画图标等数百种展品。1955年,他的《李时珍事迹图》在北京的全国美展展出。同年,他筹备了"南京中医药展览会""广东省中医药展览会""福建省中医药展览会"等。

宋大仁不仅是一位中医师,也是一位画家。他在1943年发行《中国医药八杰图》;1955年与李丁陇、戈湘岚、徐子鹤合作发行《中国伟大医药家画像》共24幅,并附个人小传。

宋大仁是一位有国际影响力的中医学家,他的医史研究及艺术造诣在海外有着广泛影响。1936年获得日本国消化器病研究所特别会员称号。1945年,著名国际医史学家,美国医史研究所所长西格里斯特(H. Sigerest)博士将其著作《世界医学史》赠送一册给宋大仁。1947年,马来西亚医药之声社聘其为名誉撰述主任。1948年,维思(ilza Veith)在美国《医学史》杂志上介绍了宋大仁的"中国医药八杰图",并予以高度评价。1956年,苏联医史学家,莫斯科纪念列宁医学研究院的契利法科夫将宋大仁的《中国法医学的伟大贡献》收入其著作《法医学史》中。

宋大仁之名在当时也被远在英国的汉学专家李约瑟得闻。在李约瑟八次的访华经历中,两次提及欲与宋大仁会晤。但是由于当时政治背景等种种因素,李、宋二人直到1979年才第一次得见。李约瑟回剑桥后,聘请宋大仁为他的东亚科学史图书馆中国医史名誉顾问。在李约瑟的77岁生日时,宋大仁还作词"万流景仰,老权威,四海声名洋溢。爱好和平持正义,科学界中雄杰。生化、胚胎、医、工、史学,造诣尤突出。寰球讲学,长期多任高职。文章振古烁今,追溯渊源,半世勤发掘。写成《中国科技史》,共赞辉煌业绩。研究相邀,天涯知己,友谊由来密。高龄七七,青松永茂遥祝!"。在李约瑟80大寿时,宋大仁在北京撰写《李约瑟博士对中国科技史的贡献祝李老八十寿辰》七言古体120韵,以示祝贺。

在中西方医学交流上,他与日本近代汉方界的互动,将日本医学的进展带入国内。特别是宋大仁与李约瑟的良好私交，推动了李约瑟的东方科学技术史研究，为包括中医学在内的中国古代科学在世界上争取应有地位做出贡献。

11. 陈存仁（1908—1990）

原名陈承沅，上海人，1908 年生于沪上绸商之家（图 35）。但是在他出生的时候，家境已经非常落魄了。8 岁时，其父亲去世。因为父亲的遗愿，陈存仁于 1921 年进入南洋医科大学开始了自己的学医生涯，而后又在机缘巧合下转投入上海中医专门学校。因此，他的学术履历是初习西医，后投中医，谈及缘由，其四伯说，"中医学费不贵，而中医独立开诊所需费用也不多，我能够全力支持你读书"，但他自己却说是患了"伤寒"而西医治不好自己后，却被丁甘仁的几剂中药给治愈的原因，而转身致力于中医药学。

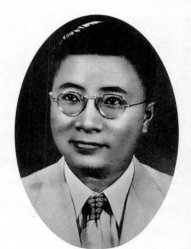

图 35　陈存仁

在上海中医专门学校就读的陈存仁，业余时间也通过撰稿投稿的方式赚着自己的学费。陈存仁曾为《中西医学杂志》做过剪贴的工作，也投稿过《申报》等。在撰稿投稿的过程中，他结识了章太炎、沈信卿等大家。陈存仁本非中医世家出身，他便有意识地去各地购买各类中医古书，也因此成为当时闻名的中医藏书家。

在求学、求书的过程中，陈存仁遍访各地。其曾向国学大师姚公鹤、章太炎学习国文，以兼顾中国传统文化，并逐渐在治经、考据方面有所造诣；向中西医汇通派的代表人物丁福保学习经济之道，以兼顾杂学；也曾东渡日本与汉医名家汤本求真对谈切磋，编撰《皇汉医学丛书》，回沪举办日本汉医学勃兴展览会，将日本汉医的发展介绍给国内民众，引发极大反响。他曾多次赴欧美等地考察当地的医疗现状，将德国的针灸研究进展推介到国内，加深国内对欧美国家医学发展状况的了解。对于中西医学的交流，陈氏是一个实干家。他一方面积极举办各类活动，以扩大中医的影响；另一方面，出版各类期刊书籍，普及现代医学知识，并整理保存中医药文献。如：他编撰的《中国药学大辞典》，前后历时五年编撰完成，1935 年由世界书局出版，全书三百二十万字，词目约 4 300 条，彩图摄影两千余幅。全书改变传统中药书籍自《神农本草经》以来形成的体例，采用现代惯用的药学书籍编撰方式。每一个药材，都详细记述中外名词、化验成分、历代记载、功效性质、辨别价值、生产地带、种植方法、炮制方法以及各家学说、配合应用等。该书尤其注意日本、德国的相关文献报道。因对中药的详细总结，该书获得各界广泛好评，被日本医界誉为"东方医药界之荣誉作"，曾在法租界的展览中获奖[①]。

陈存仁在当时的上海医界素有"首创"之名，他曾在 1928 年创办了中国第一份普及健康医药的报纸《康健报》，于 1935 年出版了第一本以现代生物分类学角度诠释的中药辞典《中国药学大辞典》。他协助策划了全国中医第一次代表大会、并推动力中医第一次抗议当时政府的"废除中医"的活动。

陈存仁还善于结交各界名流，如吴稚晖、于右任、秦瘦鸥、杜月笙、孟心史、蒋竹庄、庄俞、董康、胡朴安、陆尔奎、戴季陶等多与之有私交，也是因为这些机遇，陈存仁得到了许多民国大师的指导。中医界颇为流行的《医家座右铭》即是出自陈存仁之手。

1948 年，陈存仁赴港，作为特约教授受聘于多个中医学院，先后应王道中医学院院长陈济民、香港中医师公会之邀主持存仁医学讲座讲学。他在《星岛晚报》上特开专栏"津津有味谭"，专话药膳养生。每日一篇，二十年不间断。他在赴港行医时，依然不忘丁甘仁的教导，"道无术不行，术无道不久。所谓道，即指医道而言；所谓术，是指医术而言，术不能走歧途"。陈存仁在港行医，与普通中医师居家开业或药店设诊不同，他租用大厦写字楼作诊所，还聘用书记职员，诊金初诊 5 元，复诊

---

① 编者.陈存仁之十年心血空前钜著，畅销中外，驰誉遐迩［N］.中医药情报，1947（6）：2.

减半，出诊起码 50 元，其作风为后来的医家效仿。

1979 年应日本讲谈社之邀，陈存仁开始编撰《中国药学大典》。1985 年，陈存仁宣告隐退，移居美国洛杉矶安度晚年。1990 年，陈存仁逝世。

他既不出身于中医世家，又非名门贵胄，但靠自己的奋斗，在名医如林的上海，崭露头角，一步步跻入名医之列。著名医家程门雪曾有诗赞他："独向医林张异军，眼中诸子只推陈。灵方别有心源得，占尽江南一角春。"

12. 陈克恢（1898—1988）

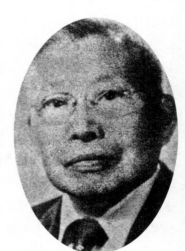

图 36　陈克恢

上海松江泗泾镇人，民国医界名士，中国药理学研究的创始人（图 36）。在美国威斯康星大学和约翰霍普金斯大学攻读生理和医学博士学位。他研究中药先后达 30 余年，从麻黄中分离出麻黄碱，并发现了麻黄碱对心血管的类肾上腺激素样作用，据此开发了大量药物。此外，他还研究过蟾蜍、汉防己、元胡、吴茱萸、贝母、百部、夹竹桃、羊角拗、常山等中草药。他是中药药理研究的先驱，其研究方法直接影响了后来的中药研究，包括今天屠呦呦从青蒿中提取青蒿素的成就在内，都是因循这种思路，即运用现代科学手段，从物质基础来讲中药的功效。

他对中药的兴趣来源于童年的生活。1898 年，陈克恢出生在现在上海松江的泗泾镇，是一个典型的江浙农村，幼年时期，他接受的是科举考试的教育，但父亲过早去世，家中已无力供其继续走科举的路，于是转予舅父培养。舅父周寿南是中医，陈克恢最熟悉的场景就是舅父给患者把脉处方，然后再到药房中无数的小抽屉里抓药包药煎药。因此，满屋的中药味留在陈克恢幼年的记忆中，并引发了他对这些奇怪的草根树皮的兴趣。恰巧科举制度被废除，社会迎来变革，陈克恢开始接受现代学校教育，学习历史地理算术等。由于学业出众，他离开家乡到上海教会办的圣约翰高中上学。1916年中学毕业后，陈克恢考取了当时美国用庚子赔款成立的留美预备学校清华学堂（校）奖学金，成为三年级插班生。两年后，陈克恢赴美国威斯康星大学，直接从三年级上起。对中药由来已久的兴趣，促使他选择了药学专业，他的导师爱德华·克莱默（Edward Kremers）为满足他研究中药的愿望，从中国进口三百磅肉桂叶和二百磅肉桂枝，教他用蒸馏的办法提取肉桂油。这就是他发表的第一篇学术论文，署名 K.K.Chen。1920年，陈克恢从威斯康星大学药学院毕业；之后，他继续研习，获生理学博士学位。

他最著名的关于麻黄的研究也是来源于舅父的建议。一次饭间，舅父又和他谈起中药的效用，陈克恢请舅父列出十味毒性最大的中药，结果麻黄位于榜首。舅父说，麻黄是多年生植物，古长城边就有，在中国已有五千年历史。陈克恢随即到协和医学院附近的中药铺买了些麻黄，在系主任卡尔·F. 施密特（Carl F. Schmidt）的支持下，用在克莱默实验室学到的植物化学研究方法，用几种不溶性溶剂，在短时间内从麻黄中分离出左旋麻黄碱。之后，他从文献中得知日本学者长井长义已于1887年从麻黄中分离此碱，命名为 ephedrine（麻黄素），但文中只提到麻黄素可扩大瞳孔。陈克恢和施密特医生一起，用动物实验研究麻黄素的药理作用。他们发现，将麻黄素 $1\sim5mg$ 静脉注射给麻醉了的狗或毁脑脊髓猫，可使其颈动脉压长时间升高，心肌收缩力增强，血管收缩，支气管舒张，也可使离体子宫加速收缩，对中枢神经有兴奋作用；滴入眼内，可引起瞳孔散大。这些作用都和肾上腺素相同，所不同的是，麻黄素口服有效，作用时间长，且毒性较低。1924年，他在最权威的药理杂志上报告了这一发现。

对于中医药而言，陈克恢的贡献在于摸索了一条切实可行的中药研究的方法，这种方法为后世屠呦呦发现青蒿素的提取方法提供了思路，现在成为中药研究的标准路径。陈克恢虽然不属于中医界人士，但他对于中药现代化的贡献，举世公认。

重要的机构和人物

13. 汤本求真（1867—1941）

日本古方派代表。1876 年生于日本石川县，早年就读于金泽医学专门学校学习西医，1901 年毕业后进入栃木县立病院工作，次年返乡单独开业行医。1906 年，其长女因患痢疾而亡，有感于"医之无术"，精神几乎溃乱，开始对西医学产生怀疑。1910 年，偶然读到和田启十郎的《医界之铁椎》，开始发奋学习中医。他认为"此学虽旧，苟能抉其蕴奥而活用之，胜于今日之新法多矣。"于是主动写信求教于和田启十郎，并仿照和田启十郎的名字"子真"，将自己的原名"四郎右卫门"改为"求真"。1917 年，他出版《临床应用汉方医学解说》，又经过十年的努力，1927 年 6 月，他出版了《皇汉医学》第一卷，此后 1928 年 4 月、9 月，先后出版第二、第三卷。全书 57 万字，主要参考文献 120 部，其中 12 部为中国医家著述，其余均为日本汉方医家的著作，而古方派尤多。这本书对当时日本医界产生了深远的影响。著名汉医奥田谦藏特为其撰写跋文："此书成后，公之于世，所以补正现代医术之谬误缺陷，故无论矣；又将医界之宝库、汉方医学之真谛一一揭出，负启导后进之大任。"

这本书也影响到中国的中医界。该书自 1930 年在中国翻译出版以来，曾三次翻译，10 余次重印。民国医家曹颖甫、陆渊雷、恽铁樵、章太炎、章次公及现代医家胡希恕、刘渡舟、刘邵武等都大为推崇。已故著名经方学家胡希恕先生评价该书"所阅之书既多，则反困惑而茫然不解。后得《皇汉医学》，对汤本求真氏之论，则大相赞赏，而有相见恨晚之情，于是朝夕研读，竟豁然开悟，而临床疗效则从此大为提高。"汤本求真与中国医界的联系也非常活跃，对于汉译版本的出版，汤本求真专门题字"祝汉译《皇汉医学》发刊，并望贵国古医道复活。"

14. 李约瑟（1900—1995）

Joseph Terence Montgomery Needham，英国近代生物化学家、科

学技术史专家（图37）。1900年12月9日，李约瑟出生于英国一个基督教知识分子家庭。1922年、1924年先后获英国剑桥大学学士、哲学博士学位。1938年开始，在中国留学生中药商人之女鲁桂珍的引导下，李约瑟开始对中国文化产生浓厚兴趣。

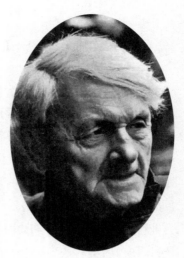

图37　李约瑟

1942～1946年通过申请，他赴任英国驻华大使馆科学参赞、中英科学合作馆馆长。在中国的4年中，他行程遍及中国的十多个省，访问了300多个文化教育科学机构，接触了上千位中国学术界的著名人士。李约瑟在英国阿斯得波研究所将世界最新科学研究资料信息制成微缩胶卷，躲过日寇搜查，赠送给中国科学家，设法帮助中国与世界建立信息联络，并为中国科研机构在国外采购了急需的器材设备，亲自组织英国皇家空军运到中国。李约瑟于1944年12月在伦敦作了《战时中国的科学与生活》的广播演讲，以不懈的努力为中国呼吁国际援助，促使英国文化委员会给予中国大批物资援助。同时，他还将中国科学家的文稿送到西方出版，并出钱资助中国学者到英国讲学。通过他的推荐和资助，中国久远的历史得以为世界所重视。对于中医学而言，这种推介是继伍连德之后最重要的对外游说。李约瑟主持的科技史巨著《中国科学技术史》（*Science and Civilisation in China*）中，涉及中医学的有"科学思想史""炼丹术的发现与发明：点金术和长生术""炼丹术的发现与发明：从长生不老药到合成胰岛素的历史考察""炼丹术的发现与发明（续）：器具、理论和中外比较""炼丹术的发现与发明（续）：内丹""医学"等卷，在全书中占有重要地位。

李约瑟关于中国科技停滞的思考，即著名的"李约瑟难题"，引发了世界各界关注和讨论。其对中国文化、科技做出了极为重要的研究，与包括宋大仁在内的中国学者的深厚情感，为世人所称颂，被中国媒体称为"中国人民的老朋友"。

15. 余云岫（1879—1954）

字岩，号百之，谱名允绶，浙江镇
海人（图38）。年少时曾学习中医，光绪
二十七年（1901年）就读于浔溪公学，后
公费赴日本留学。辛亥革命时，一度返国参
加救护工作。1916年大阪医科大学毕业后
回国，任公立上海医院医务长。翌年，在沪
开业行医，兼任上海商务印书馆编辑。曾任
国民政府卫生部中央卫生委员会委员，内政
部卫生专门委员会委员，教育部医学教育委
员会顾问，东南医学院校董会副主席，中国
医药研究所所长，上海市医师公会第一任会
长，《中华医学杂志》主编等职。

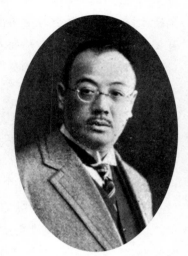

图38　余云岫

对于中医学，余云岫无疑是一个备受争议的人物。一方面他推动了
南京国民政府的"废止旧医案"的通过，成为中医界的对立面，另一方
面，他又极为推崇中药。与反对中医的很多名人相比，他是一位"知医
派"。早年就曾学习中医，在日本接触现代医学之后，其思想发生了重
大转变。日本明治维新以后，汉医遭到废止，日本医学得到全新发展。
这给了余云岫强烈的刺激和启示。余云岫把在日本学到的西洋医学和早
年学到的中医两相对比，觉得后者相形见绌。由此，他发出了"长习
新医，服膺名理"的感叹，立志以医学革命为毕生追求。1917年，其
成名作《灵素商兑》出版，这本书对中医学的基础理论，如：阴阳五
行、五脏六腑、经络理论、脉诊等方面逐一指出其谬误，并将中医与巫
术等量齐观，以西方医学的观念来曲解和否认中医。此后，他在各种场
合，宣扬"废除中医"，成为近代"废禁中医第一人"。为应对余云岫的
挑战，中医界纷纷撰文批驳，从中医学的理论与实践上，不自觉地与现
代医学理论结合起来，将以往中西医学的相互融合从"空论"走向"实
论"，具体落实到医学的细枝末节。这从另外一个层面来讲，也是促进

了中外医学的交流。

在批评中医的同时，余氏无意之间也为中医做了很多事。1925年，他赴日本参加远东热带病学会议，发表《中国结核病历史的研究》，文中提出"瘰疬与肺病同源"说，指出中国唐代《崔氏别录》对结核病的记载早于法国林匿克氏之说1 200余年，引起国际医学界瞩目。另外，在日常诊病中，余云岫也经常采用中药，轻易不用西药。这其中有爱国的成分，但更重要的是对中药的信任。后期，开展对中医病名的文献整理和研究工作，按他自己的话"晚究旧医，博览详考，慎思明辨，一本经学师法，科学律令"。

因此，换一个角度来看待余云岫，中医学的革新因之而起，因之而盛，这一点不为过。

由以上人物中，有中西医学结合的理论家，探索者和践行者，也有中外医学交流的中外友好人士，甚至有中医的反对者，是以他们为代表的中医学内外人士促成了近代中外医学交流的宏大图景，本书特为之致敬。

（康欣欣）